Anita
Heßmann-K

SAFT FASTEN

Kompakt-Ratgeber

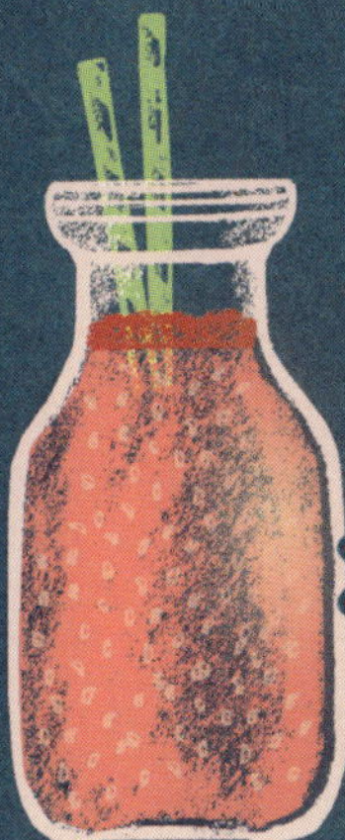

Entgiften und entschlacken in zwei Tagen

Haben Sie Fragen an den Verlag?
Anregungen zum Buch?
Erfahrungen, die Sie mit anderen teilen möchten?

Nutzen Sie unser Internetforum:
www.mankau-verlag.de

Impressum

Bibliografische Information der Deutschen Nationalbibliothek
Die Deutsche Nationalbibliothek verzeichnet diese Publikation in der Deutschen Nationalbibliografie; detaillierte bibliografische Daten sind im Internet über http://dnb.d-nb.de abrufbar.

Anita Heßmann-Kosaris
Saftfasten – Entgiften und entschlacken in zwei Tagen
Kompakt-Ratgeber
ISBN 978-3-86374-429-8
1. Auflage Januar 2018

Mankau Verlag GmbH
D-82418 Murnau a. Staffelsee
Im Netz: www.mankau-verlag.de
Internetforum: www.mankau-verlag.de/forum

Redaktion: Julia Feldbaum, Augsburg
Endkorrektorat: Susanne Langer M. A., Germering
Cover/Umschlag: Andrea Barth, Guter Punkt GmbH & Co. KG, München
Layout: X-Design, München
Satz, Gestaltung und Bildredaktion: Lydia Kühn, Aix-en-Provence, Frankreich
Energ. Beratung: Gerhard Albustin, Raum & Form, Winhöring

Bildnachweis:
© Can Stock Photo Yatcenko: 4, 5, 42–43; DashaPetrenko: 4, 6–7; dolgachov: 4, 26–27, 37; phbcz: 11; Voyagerix: 13; MilanMarkovic: 16; lola1960: 32; yekophotostudio: 34; nito: 38; boonchuay1970: 41; rezkrr: 50; Natika: 54, 89; sar_38: 62; erserg: 63; tbralnina: 66; teafancier: 69; famveldman: 82; Stockphoto: 87; cmfotoworks: 94; inad83: 108; Oskanov: 125
© Fotolia eyetronic: 44, 72, 80; jeepbabes: 45; A_Lein: 46; aisedora: 48; Viktorija: 49; Marty Kropp: 51; toomler: 52, 84, 92; derkien: 53; utah778: 55; rdnzl: 56; detry26: 57; alena_m: 59; Africa Studio: 60, 102; Alekss: 64, 110; redfox331: 65; Kati Molin: 68; babimu: 74, 86, 98, 112; 5ph: 77; JAYANNPO: 78; Andrei: 79; Petra Schüller: 88; saschanti: 90; anaumenko: 91; antonel: 96, 104; nblxer: 100; beats_: 101; womue: 103; colors0613: 107; domnitsky: 113; denio109: 114; StockPhotoPro: 116; Daniel Vincek: 117

Druck: Westermann Druck Zwickau GmbH, Zwickau/Sachsen

»Ich bin ein Öko-Buch!«
Das im Innenteil eingesetzte EnviroTop-Recyclingpapier wird ohne zusätzliche Bleiche, ohne optische Aufheller und ohne Strichauftrag produziert. Es besteht zu 100 % aus recyceltem Altpapier und entstammt einer CO_2-neutralen Produktion. Das Papier trägt das Umweltzeichen »Der blaue Engel«.

Hinweis für die Leser:
Die Autorin hat bei der Erstellung dieses Buches Informationen und Ratschläge mit Sorgfalt recherchiert und geprüft, dennoch erfolgen alle Angaben ohne Gewähr. Verlag und Autorin können keinerlei Haftung für etwaige Schäden oder Nachteile übernehmen, die sich aus der praktischen Umsetzung der in diesem Buch vorgestellten Anwendungen ergeben. Bitte respektieren Sie die Grenzen der Selbstbehandlung und suchen Sie bei Erkrankungen einen erfahrenen Arzt oder Heilpraktiker auf.

Vorwort

Sind Sie gut in Form? Fühlen Sie sich fit, gesund und energiegeladen? Oder haben Sie Probleme, Ihr Gewicht zu halten, sind häufig müde, abgespannt und lustlos? Sieht Ihre Haut fahl und grau aus, ist Ihr Bauch oft aufgebläht, oder sind Sie häufig erkältet?
Da hilft nur eins: Gönnen Sie Ihrem Organismus eine Blitzkur. Befreien Sie ihn von überflüssigen und schädlichen Stoffwechselprodukten, die für Ihre Beschwerden verantwortlich sein können. Wir zeigen Ihnen, mit welchen Säften aus Obst und Gemüse Sie Ihre Verdauungsorgane an nur zwei Tagen am besten entlasten, wie Sie den Fettstoffwechsel anschieben und die körpereigene Abwehr stärken. Das Schöne daran: Die gesunden Mixturen schmecken nicht nur lecker, sie versorgen den Organismus auch mit einer geballten Ladung an leicht resorbierbaren Vital- und Schutzstoffen. Außerdem gibt's viele praktische Tipps auch zu Wellnessübungen für jeden Tag und jede Jahreszeit. Der Entschlackungserfolg nach einem solchen Wochenende: Die Pfunde schmelzen dahin, das Gewebe strafft sich, die Haut wird elastischer, der Teint frischer und das Immunsystem stärker. Ein ideales Programm also, um schnell neue Kraft für Körper und Seele zu tanken.

Ich wünsche Ihnen viel Erfolg dabei!
Ihre Anita Heßmann-Kosaris

Inhalt

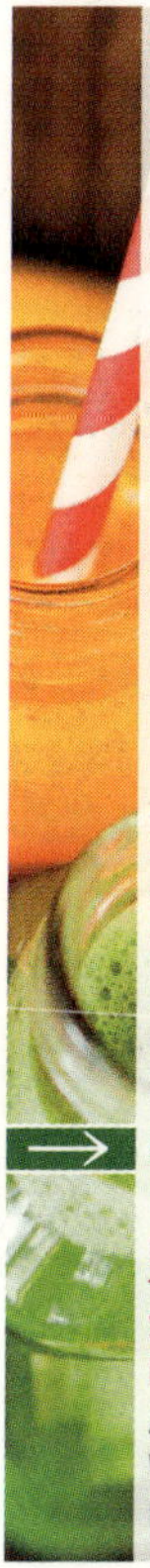

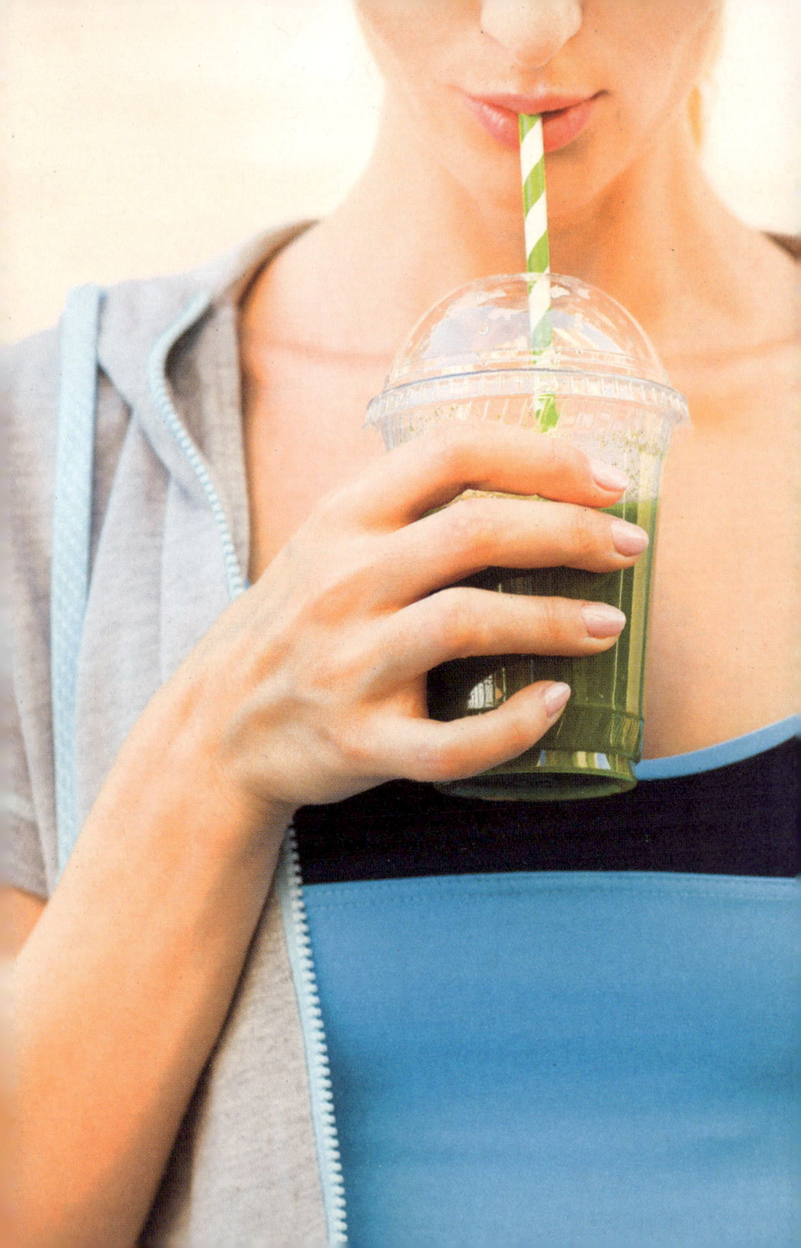

Mit gesunden Säften ganz einfach entgiften

Obst und Gemüse, das wir in flüssiger Form zu uns nehmen, versorgt den Körper mit einem perfekten Mix an bioaktiven Substanzen und Vitalstoffen, die dem Organismus beim sanften Entwässern, Entgiften und Entschlacken auf die Sprünge helfen.

Den Stoffwechsel entlasten

Es ist angenehm und effektiv zugleich: ein Wochenende lang mit Frucht- und Gemüsesäften den Körper entgiften und entschlacken. Die gesundheitlichen Wirkungen bestimmter Säfte lassen sich gezielt nutzen, um zum Beispiel das Säure-Basen-Gleichgewicht wieder herzustellen und das Immunsystem zu stärken.
Dabei brauchen Sie kein quälendes Hungergefühl zu befürchten, wie das bei den klassischen Fastenkuren der Fall sein kann, da Sie mit den wertvollen Pflanzenstoffen einige Kalorien aufnehmen.

Für wen ist das Saftfasten geeignet?

Allein die schnelle Gewichtsabnahme zu Beginn ist für viele, die es schon ausprobiert haben, ein Anreiz, es auch danach insgesamt gesünder angehen zu lassen.
So ein übersichtliches Entgiftungs- und Entschlackungs-Programm ist ideal für alle, denen der Berufsalltag zu wenig Zeit lässt, um eine längere Auszeit einzuplanen.
Es ist auch von jenen in eigener Regie gut zu bewältigen, die der Stoffwechselumstellung einer längeren Fastenkur nicht gewachsen sind.
Ein weiteres Plus: Für kurze Zeit kann jeder fasten, der gesund und leistungsfähig, also nicht ernstlich krank ist. Falls Sie nicht sicher sind, ob so ein Wochenendprogramm für Sie das Richtige ist, besprechen Sie Ihr Vorhaben mit Ihrem Arzt oder Heilpraktiker.

Fastenregeln: einfach unkompliziert

Das Fastenprinzip ist bei dieser zweitägigen Saftkur denkbar einfach: Sie trinken über den Tag verteilt rund einen Dreiviertelliter Obst- und Gemüsesäfte, die Sie selbst pressen oder kaufen (naturrein, ohne Zucker und ohne Konservierungs- oder Farbstoffe).

Außerdem trinken Sie jede Menge klares Wasser, damit ausreichend Flüssigkeit vorhanden ist, um die gelösten Giftstoffe aus dem Körper zu schleusen. Sie nehmen also keine festen Nahrungsmittel zu sich – es sei denn, Sie entscheiden sich für die mildere Entschlackungs-Variante, die sich im Sommer und Winter bewährt hat. Bei diesen Wochenendprogrammen sind kleine Zugaben wie Joghurt, Nüsse oder Haferflocken erlaubt.

Bewegen und entspannen

Tun Sie an Ihrem Saftfastenwochenende, wozu Sie Lust haben: ausschlafen, faulenzen, lesen, spazieren gehen, Sport treiben ...

Wir stellen Ihnen verschiedene Möglichkeiten vor, wie Sie das ganze Jahr über mit Massagen, Wellnessbädern oder gymnastischen Übungen die Entschlackung anregen können. Probieren Sie aus, was am besten zu Ihnen passt.

Oft genügt schon ein flotter Spaziergang an der frischen Luft, um den trägen Stoffwechsel anzukurbeln, die Organe mit Sauerstoff zu versorgen und die Fettverbrennung zu aktivieren. Das erleichtert es dem Körper, die schädlichen Abbauprodukte, die sich im Blut, im Bindegewebe, in den Muskeln, Gelenken und Organen angesammelt haben, schneller über Blase, Darm und Haut auszuscheiden.

TIPP

Bitte nicht verausgaben!
Wenn Sie Ihren Organismus auf Trab bringen, vergessen Sie bitte nicht, ihm die notwendigen Ruhepausen zu gönnen. Halten Sie sich an die bewährte Regel: Man sollte sich beim Sport noch unterhalten können, aber nicht aus der Puste kommen.

Der ideale Termin

Zwei Saftfasten-Tage können Sie, wenn Sie gesund sind, mehrmals im Jahr in Abständen von ein bis zwei Monaten einlegen. Suchen Sie sich ein ruhiges Wochenende dafür aus, das frei ist von Stress, Einladungen und außergewöhnlichen Terminen, die Ihr inneres Reinigungsprogramm stören könnten. Es kommt beim kurzzeitigen Entgiften und Entschlacken nicht so sehr darauf an, dass es häufig geschieht, sondern dass es eine regelmäßige Angelegenheit ist. So kann sich die Wirkung am besten stabilisieren.
Mit dem kontinuierlichen Abbau belastender Stoffwechselrückstände lassen sich auch kleine Ess-Sünden schnell wieder ausgleichen.

INFO

DIE MONDPHASEN NUTZEN

Vielleicht möchten Sie sich bei der Terminwahl nach dem Mondkalender richten? Manche Fasten-Experten sind davon überzeugt, dass bei abnehmendem Mond die Entgiftung besonderes effektiv ist.

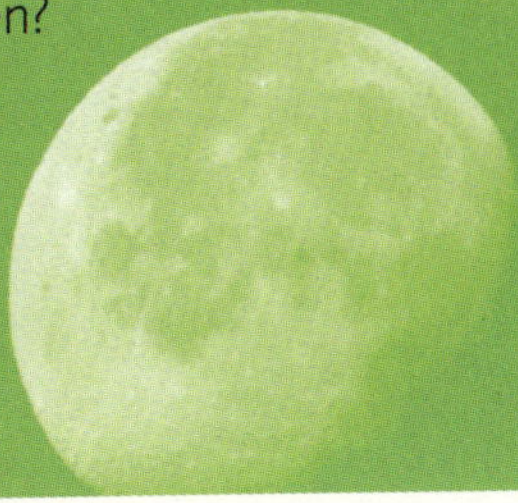

Noch ein paar Tage dranhängen?

Das Wochenendprogramm ließe sich durchaus verlängern. Doch ein mehrtägiges Saftfasten sollten Sie nur ins Auge fassen, wenn Sie den Ablauf des klassischen Saftfastens kennen und auch einhalten können: Dazu gehört unter anderem, die Nahrungsmenge vor dem eigentlichen Saftfasten deutlich zu verringern.
Nach dem Ende der Fastenzeit ist ein schonender Kostaufbau nötig, damit der Verdauungstrakt und der gesamte Stoffwechsel nicht überfordert werden.
Obwohl auch bei dieser strikten Form Vitamine und Nährstoffe zugeführt werden, kann der Körper durch den Eiweißmangel während einer längeren Saftfastenzeit an Muskelmasse verlieren. Deshalb sollten Sie solche ausgedehnten Fastenprogramme zuvor mit Ihrem behandelnden Arzt abstimmen.

Saftfastentage sind Entlastungstage

Wenn Sie sich zwei Tage lang nur von gesunden Säften »ernähren«, geben Sie Ihrem Körper die Chance, Gift- und Abfallstoffe schneller loszuwerden. In der flüssigen Nahrung stecken die Nährstoffe in so konzentrierter Form, dass sie der Körper bestens verwerten kann. In Flüssigkeit gelöst gelangen sie bereits nach ein paar Schlucken vom Magen in den Dünndarm und werden von dort über die Blutbahn in die Zellen und Organe geschleust.
Bei fester Kost hingegen kann es Stunden dauern, bis die Zellen von den Nährstoffen profitieren. Beim Saftfasten bleiben dem Körper auch Fette und Eiweiße weitgehend erspart. So kann der Organismus Energien, die er sonst darauf verwenden muss, die tägliche Nahrung zu verarbeiten, zum Entgiften und Entschlacken nutzen.

Was es mit den Schlacken auf sich hat

Mit »Entschlacken« ist hier der Vorgang gemeint, mit dem sich der Organismus von seinen Altlasten befreit, die sich im Laufe der Zeit angesammelt haben. Normalerweise kann der Körper in einer Art Selbstregulation die Rückstände über die Entschlackungsorgane loswerden. Die Ausleitung giftiger und nicht verwertbarer Endprodukte der Verdauung erfolgt mithilfe von Wasser über die

Entgiftungssysteme: Die Nieren scheiden die Stoffe über den Urin aus, die Lunge mit dem Wasserdampf über die Atemluft, die Haut über den Schweiß und der Darm über den Kot.

Überlastete Entgiftungssysteme

Die Entschlackungsorgane sind jedoch überfordert, wenn sich zu viele Stoffwechselabfälle und von außen zugeführte Giftstoffe im Organismus angesammelt haben. Diese setzen sich nicht nur in den Ausleitungsorganen selbst fest, sondern lagern sich auch in den Blutgefäßen, den Binde- und Stützgeweben, den Muskeln, Gelenken und Organen ein.
Zu diesen »Schlacken« zählen auch die allgegenwärtigen Schadstoffe und Umweltchemikalien, die mit der Nahrung, dem Trinkwasser sowie der Atemluft über die Haut aufgenommen werden und dem körpereigenen Entgiftungssystem erheblich zusetzen.

Saftfasten hilft gegen Müdigkeit und Erschöpfung!

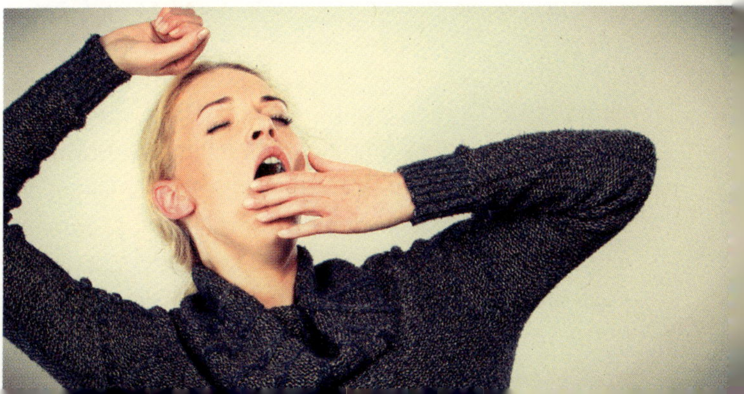

Auch wenn diese Giftstoffe im eigentlichen Sinn nicht zu den vom inneren Stoffwechsel produzierten Abfällen zählen, belasten sie den Organismus und müssen ausgeschieden werden.

INFO

BEI DER VERDAUUNG ENTSTEHEN ABFALLPRODUKTE

Dass diese Stoffe populärwissenschaftlich als »Schlacken« bezeichnet werden, löst bei so manchen Experten Kopfschütteln aus. Die Vorstellung, dass – ähnlich wie bei einem Kohleofen – bei der Verdauung, dem Verbrennungsprozess von Nahrung also, im Körper bestimmte Rückstände anfallen, trifft ihrer Ansicht nach nicht zu. Schließlich scheide der Körper nicht verwertbare Stoffwechselabbauprodukte und Gifte umgehend auf natürlichem Weg aus. Dass dies aber nicht ohne Folgen bleibt, zeigen neuere wissenschaftliche Erkenntnisse.

Was in den Depots steckt

Wenn unverdaute Nahrung im Körper bakteriell zersetzt wird, entsteht eine Vielzahl von Stoffen (wie beispielsweise Phenole, Indole, Amine, Polyamine, Nitrosamine, Formaldehyd, Alkohole und Fuselöle), mit teilweise giftigen, erbgutverändernden oder krebserregenden Eigenschaften. Diese heiklen Stoffe lassen sich mit aus-

geklügelten Analyseverfahren im gesamten Körperraum nachweisen.
Obwohl die giftigen Substanzen, ähnlich wie Medikamente, aus dem Körper »ausgewaschen«, also nicht deponiert werden, können sie erheblichen Schaden an zellulären Strukturen und biochemischen Funktionssystemen anrichten.
Dass es dessen ungeachtet tatsächlich schädliche »Ablagerungen« geben kann, belegen die Verfechter der Entschlackungstheorie mit einem simplen Beispiel: der Gicht. Hier werden Harnsäurekristalle in den Gelenken, Ohren, Schleimbeuteln, Muskeln und Sehnenscheiden abgelagert und eben nicht ausgeschieden, wie das die Natur »normalerweise« vorgesehen hat.

Unübersehbare Folgen

Ob es sich bei den körperlichen Vorgängen nun um ein »Entschlacken« oder um ein »Entgiften« handelt, daran ist nicht zu rütteln: Eine unzureichende »Müllabfuhr« wirkt sich früher oder später auf die Leistungsfähigkeit des Menschen aus. Erstes Anzeichen dafür kann beispielsweise grundlose Müdigkeit sein. Über kurz oder lang wird der ganze Organismus in Mitleidenschaft gezogen, wenn die körpereigenen »Kläranlagen« überlastet sind.
Die Folgen kann man sehen und spüren: Übergewicht, unreine Haut, aufgeschwemmtes Gewebe, Blähungen, Verstopfungen, Unwohlsein. Außerdem sind überfor-

derte Entgiftungssysteme ein gesundheitliches Risiko, an sogenannten Zivilisationsleiden wie Herz-Kreislauf-Störungen, Rheuma, Gicht, Diabetes und sogar Krebs zu erkranken.

Den Körper wirksam entlasten

Sie können etwas gegen die zunehmende Vergiftung und Verschlackung tun. Zum einem vorbeugend, indem Sie gesünder leben und dafür sorgen, dass diese Stoffe nicht entstehen. Und zum anderen, indem Sie dem Körper möglichst mehrmals im Jahr die Gelegenheit zur inneren Reinigung geben – zum Beispiel durch sanftes Saftfasten an einem Wochenende. Damit entlasten Sie Ihren Stoffwechsel und die Verdauung, stärken Ihre Abwehr- und Selbstheilungskräfte, beugen Erkrankungen vor und verbessern Ihr Allgemeinbefinden.

Säfte sind echte Nährstoffbomben.

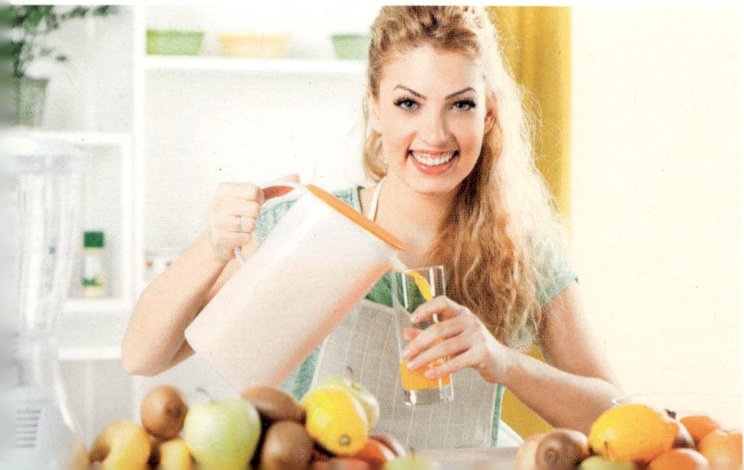

Einzigartige Powerstoffe

Mit den frisch gepressten Obst- und Gemüsesäften, die Sie während des Fastenwochenendes zum sanften Entwässern, Entgiften oder Entschlacken trinken, nehmen Sie eine einzigartige Komposition hochwirksamer Pflanzenstoffe auf. Dazu gehören Vitamine, Mineralstoffe und Spurenelemente, die Stoffwechselvorgänge steuern, den Wasserhaushalt regulieren, das Immunsystem unterstützen und als Bestandteil von Enzymen am Aufbau von Zellen, an der Bildung von Hormonen und an der Energiegewinnung beteiligt sind.
Diese natürlichen Biostoffe stehen in enger Wechselbeziehung zueinander, hemmen und fördern sich gegenseitig. Vitamine sind beispielswiese auf die Hilfe der Mineralstoffe angewiesen, ohne die sie nicht vom Nährkreislauf unseres Körpers aufgenommen werden können.

Sekundär, aber nicht zweitrangig

Zu den wertvollen Bestandteilen, die den Entgiftungsprozess beschleunigen, die Verdauung und das Immunsystem unterstützen, gehören die »sekundären Pflanzenstoffe«.
Im Gegensatz zu den primären Pflanzenstoffen (Kohlenhydrate, Fette, Eiweiße), die dem Stoffwechsel der Pflanze dienen und auch für uns Menschen lebensnotwendig sind, kommen die sekundären Stoffe als Farb-, Geschmacks-, Regulations- und Duftstoffe in den Pflan-

zen vor. Sie sind darin zwar nur in unvorstellbar kleinen Mengen vorhanden, dennoch sind sie für uns Menschen höchst nützlich. Tausende dieser Pflanzenschutzstoffe sind bisher bekannt, doch nur ein Bruchteil der chemisch sehr verschiedenen Stoffe ist für uns Menschen verfügbar. Die sekundären Pflanzenstoffe sind an vielen Stoffwechselvorgängen in unserem Körper beteiligt und unterstützen ihn beim Entgiften und Entschlacken, zum Beispiel indem sie die Nieren- und Blasentätigkeit anregen und die Verdauung fördern.

Ganz oben auf der Liste: Vitamine

Zu den wichtigsten Vitaminen, die wir mit den Obst- und Gemüsesäften aufnehmen, gehören die Vitamine des B-Komplexes, die daran mitwirken, Kohlenhydrate, Fette und Eiweiße für den Körper verwertbar zu machen. Dadurch tragen sie wesentlich zur Energiebereitstellung und Leistungsfähigkeit bei.

- Vitamin B_1 (Thiamin), das Nervenvitamin, hält Sie beispielsweise während des Fastenwochenendes bei guter Laune. B_1 sorgt dafür, dass das »Glückshormon« Serotonin optimal vom Gehirn aufgenommen wird. Es ist für eine reibungslose Verdauung zuständig und auch daran beteiligt, Blutzucker in Energie umzuwandeln.
- Vitamin B_2 (Riboflavin oder Lactoflavin) hilft dabei, Kohlenhydrate, Fett und Eiweiß abzubauen und kurbelt den trägen Energiestoffwechsel an. Es regene-

riert und entgiftet die Leber. Vitamin B_2 wird auch als Wachstumsvitamin bezeichnet, es sorgt nämlich für gesunde, schöne Haut und Haare und ist gut für die Augen.

- Vitamin B_3 (Niacin) reinigt den Organismus von Giftstoffen aus der Luft, von Nikotin und Alkohol. Es ist wichtig zum Abbau von Kohlenhydraten, Fetten und Aminosäuren. Es reguliert den Feuchtigkeitshaushalt der Haut, regt den Kreislauf an und liefert wichtige Enzyme für die Verdauung.
- Vitamin B_5 (Pantothensäure) ist das Schlankheitsvitamin schlechthin. Es wirkt verdauungsfördernd, hilft Zucker und Fett in Energie umzuwandeln. Es wird zur Bildung von Geschlechts- und Nebennierenrindenhormonen gebraucht. Außerdem muss es für die Produktion von Antikörpern und roten Blutkörperchen vorhanden sein. B_5 ist obendrein ein hochwirksames Anti-Stress-Vitamin.
- Vitamin B_6 (Pyridoxin) unterstützt die natürliche Ausscheidungsfunktion der Leber. Das »Sportlervitamin« ist zusammen mit einem Enzym für den Muskelaufbau zuständig. B_6 stärkt das Immunsystem, hilft bei der Bildung von Blutzellen, senkt die Cholesterinwerte und begünstigt die Übertragung von Nervenimpulsen. Genau genommen gibt es drei Arten von Vitamin B_6: das an Pflanzen gebundene Pyridoxin sowie die beiden an Phosphor gebundenen Formen Pyridoxal und Pyridoxamin in tierischem Gewebe.

Zu den wasserlöslichen Vitaminen zählen außer Niacin und Pantothensäure auch Folsäure und Vitamin C. Auch sie haben wichtige Aufgaben in unserem Körper. Biotin (auch als Vitamin B_7 oder Vitamin H bekannt) oder Vitamin B_{12} sind hauptsächlich in tierischen Produkten enthalten. Sie kommen daher nur bei den milderen Entschlackungsvarianten, bei denen auch Milchprodukte verwendet werden, ins Glas.

- Folsäure braucht der Körper, um Eiweiß, Fette und Kohlenhydrate richtig zu verwerten. Zusammen mit Vitamin B_{12} und der Aminosäure Methionin beeinflusst es über den Gehirn- und Nervenstoffwechsel unser Wohlbefinden. Folsäure wird für den Aufbau der roten und weißen Blutkörperchen benötigt. Zudem ist dieses Vitamin aus der B-Gruppe wichtig für den Abbau von Homocystein im Blut. Ein hoher Homocysteinspiegel wird mit Herz-Kreislauf-Erkrankungen in Verbindung gebracht.
- Vitamin C (Ascorbinsäure) ist ein Entschlackungsexperte sondergleichen. Es heizt die Fettverbrennung in den Zellen an, setzt Energie frei und unterstützt die Leber bei der Entgiftungsarbeit. Es erleichtert im Darm die Aufnahme von Eisen aus pflanzlichen Lebensmitteln. Außerdem ist Vitamin C gut fürs Bindegewebe und eine feste glatte Haut. Es mobilisiert die körpereigenen Abwehrkräfte und verhindert als Radikalfänger die schädliche Oxidation der Zellen.

Hilfreiche Mineralien

Wichtige Mineralstoffe und Spurenelemente mit entgiftenden und entschlackenden Effekten sind Kalium, Kalzium, Magnesium, Phosphor und Chlorid sowie die Antioxidantien Eisen und Selen.

Für den erfreulichen Anfangserfolg auf der Körperwaage sorgt beispielsweise Kalium. Dieser Mineralstoff wirkt entwässernd und verhindert, dass sich Wasser im Gewebe (Ödeme) einlagert. Zusammen mit Natrium reguliert Kalium die Tätigkeit der Nieren und sorgt so für einen ausgeglichenen Flüssigkeitshaushalt.

Kalium wird für viele Funktionen von Gehirn und Nerven gebraucht. Es sichert eine normale Herztätigkeit, ist notwendig für das Säure-Basen-Gleichgewicht und aktiviert verschiedene Enzyme, die für den Eiweiß-, Zucker- und Mineralstoffwechsel unentbehrlich sind.

Magnesium ist nicht nur an der gesamten Verdauung beteiligt, es ist der Turbo-Kraftstoff für Herz, Hirn und Nerven. Das Element spielt bei zahlreichen Stoffwechselvorgängen eine Rolle und kommt in fast allen Zellen vor. Es ist auch für die Erregbarkeit des vegetativen Nervensystems verantwortlich, hilft gegen Nervosität und depressive Verstimmungen. Auch Herz und Kreislauf benötigen diesen Mineralstoff.

Bioaktive Schützenhilfe

Zuverlässige Entschlackungshelfer sind auch die Flavonoide. Sie wirken unter anderem harntreibend und gallenflussfördernd. Zur großen Gruppe dieser positiv wirkenden bioaktiven Stoffe zählen die natürlichen roten bis rotvioletten Pflanzenfarbstoffe (Anthocyane) und die farblosen Polyphenole, wie Querzetin, Catechine und Phenolcarbonsäuren. Jedes einzelne Gruppenmitglied hat besondere gefäßerweiternde, blutdrucksenkende und entzündungswidrige Eigenschaften. Außerdem hemmen sie das Wachstum von Mikroorganismen wie Bakterien, Pilzen und Hefen. Sie schützen die Zellen in unserem Körper vor den schädigenden Effekten stark reaktiver Verbindungen, den freien Radikalen.

Sekundäre Pflanzenstoffe wie Karotinoide oder Anthozyane machen Jagd auf freie Sauerstoffradikale, die die Zellen des Körpers schädigen und das Immunsystem schwächen. Die äußerst aggressiven Sauerstoffmoleküle gelten als Verursacher schwerwiegender Krankheiten wie Krebs, Herzinfarkt, Diabetes (Zuckerkrankheit) oder Arterienverkalkung.

Karotinoide kommen in roten, orangen und gelben Früchte- und Gemüsesorten vor. Aber auch in grünen wie Brokkoli, Spinat oder Grünkohl. Hier sind sie lediglich durch den grünen Farbstoff Chlorophyll verdeckt. Anthozyane stecken in rötlichen und blauen Sorten.

Schützenhilfe bekommen die sekundären Pflanzenstoffe von den Vitaminen A, C und E, sowie den Mineralstoffen Kalzium, Selen und Zink, die als schlagkräftige Antioxidantien ebenfalls gegen die freien Radikalen zu Felde ziehen.

Wichtige Tipps ...

... um nach dem Fasten nicht in den alten Trott zu verfallen. Nehmen Sie ein paar kleine Korrekturen Ihrer eingefleischten Alltagsgewohnheiten vor – damit Sie gesundheitlich auf Erfolgskurs bleiben und das Gewicht behalten, bei dem Sie sich wieder richtig wohl in Ihrer Haut fühlen. Hier sind ein paar Tipps, die Sie leicht umsetzen können:

Essen Sie mit Bedacht!

Lassen Sie sich nicht hetzen! Nehmen Sie sich Zeit, mit Genuss und Ruhe zu essen. Kauen Sie langsam und mit Bedacht. Je länger Sie kauen, desto mehr Speichel fließt – und die Produktion von Verdauungsenzymen wird angekurbelt. Das Sättigungsgefühl macht sich erst nach etwa 20 Minuten bemerkbar. Je schneller Sie sich in dieser Zeit mit Nahrung vollstopfen, umso mehr Energie nehmen Sie auf. Ernähren Sie sich abwechslungsreich und ausgewogen mit einer Mischkost, die den Körper mit allen wichtigen Inhaltsstoffen versorgt. Bevorzugen Sie Lebensmittel, die frisch und naturbelassen sind. Unbehandeltes Obst und Gemüse ist nicht nur reich an wertvollen Biostoffen, es schmeckt auch besser.

Trinken Sie ausreichend!

Wasser ist an allen Stoffwechselprozessen des Körpers beteiligt – auch am Fettstoffwechsel. Sparen Sie also nicht an diesem Lebenselixier. Als Durstlöscher sind Mineralwasser, Früchte- und Kräutertees oder verdünnte Säfte aus biologischem Anbau ideal.

INFO

MINERALSTOFFE IM HEILWASSER

Mit diesen Heilwassertypen können Sie den Stoffwechsel am besten anregen:

- Hydrogencarbonat (über 1300 mg/l) normalisiert die Magensaftproduktion, steigert die Harnsäureausscheidung.
- Kohlensäure (über 1000 mg/l) regt die Magensaftproduktion an, fördert (bei mehr als 2000 mg/l) die Wasserausscheidung.
- Sulfat (über 1200 mg/l) reguliert die Darmtätigkeit, regt die Säfteproduktion von Galle und Bauchspeicheldrüse an.

Setzen Sie etwas in Gang!

Tun Sie etwas für Ihre körperliche Fitness! Es sind keine sportlichen Höchstleistungen gefragt, sondern regelmäßige Bewegung ist angesagt. Nehmen Sie einfach mal die Treppe statt den Aufzug, oder fahren Sie mit dem Rad anstatt mit dem Auto. Das ist nicht nur gut für die Figur, es macht auch richtig gute Laune.

Ob Nordic Walking oder Schwimmen, ob Radfahren, Aerobic oder einfach nur Gymnastik – Sie bringen damit den Kreislauf in Schwung, den Stoffwechsel auf Trab, stärken Ihre Abwehrkräfte und erleichtern es dem Körper, schneller seine Altlasten loszuwerden. Obendrein tun Sie etwas für Ihr Wohlbefinden. Denn Sie wissen ja: Bewegung aktiviert »Glückshormone«.

Entspannen Sie sich!

Nehmen Sie sich auch im Alltag die Zeit, so optimal wie möglich zu entspannen. Versuchen Sie, Momente der Ruhe einzuplanen, bei denen Sie den Kopf frei bekommen. Legen Sie einfach mal eine Pause ein, wenn Sie etwas erledigt haben, und genießen Sie die Freude, ein Zwischenziel erreicht zu haben. Befreien Sie sich von seelischem Ballast, indem Sie quälende Probleme gedanklich beiseiteschieben oder sie angehen. Wenn Sie mittags die Müdigkeit überfällt, dann machen Sie für etwa 20 Minuten ein Mittagsschläfchen. Das gibt Ihnen neue Energie und Konzentrationskraft für den Rest des Tages.

Haben Sie Geduld!

Niemand ist perfekt – und das ist auch gar nicht nötig. Sie haben den ersten Schritt gemacht und mit einem Fastenwochenende bereits etwas Gutes für Ihre Gesundheit getan. Nun gilt es, mit viel Geduld und Zuversicht Ihre weiteren Vorsätze in die Tat umzusetzen. Gehen Sie eins nach dem anderen an, überfordern Sie sich nicht, und machen Sie auch nach einem kleinen Rückschritt einfach wieder weiter.

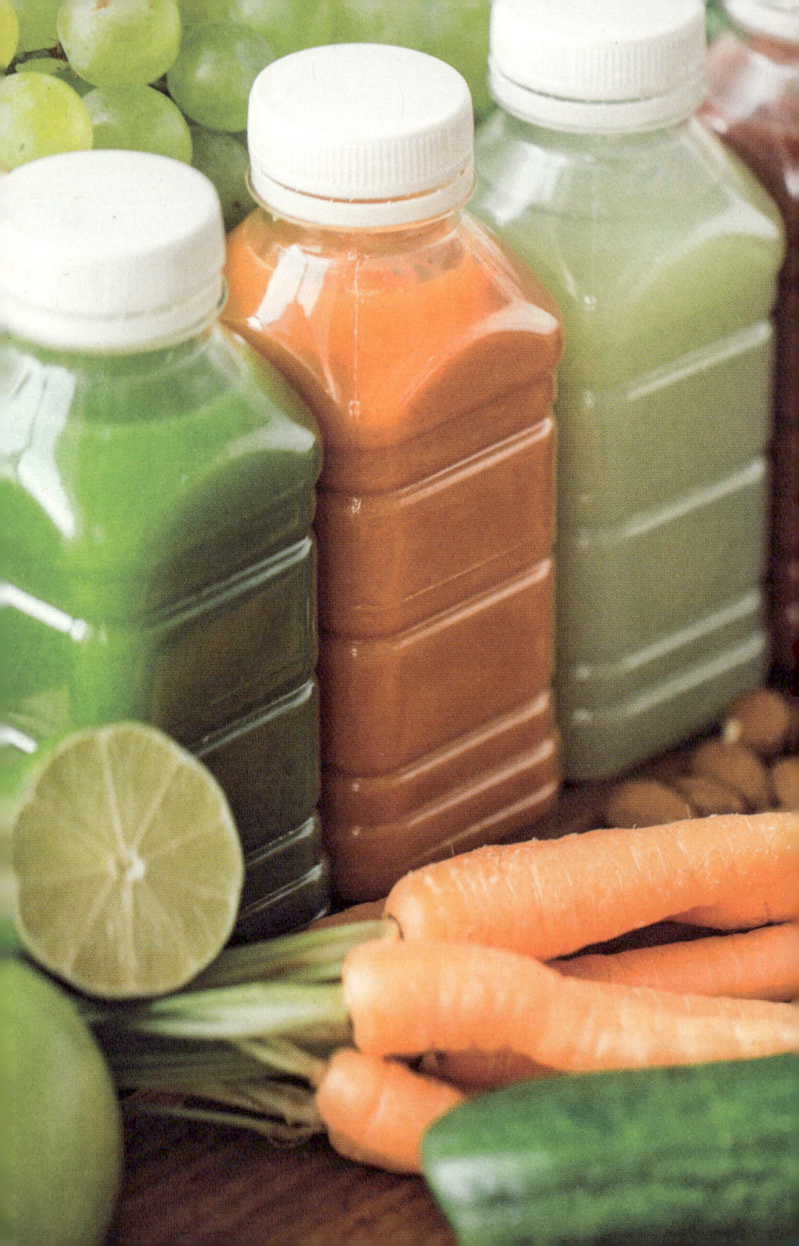

Säfte kaufen oder selbst herstellen

Es geht doch nichts über einen frisch zubereiteten Obst- oder Gemüsecocktail, der vor natürlichen Biostoffen nur so strotzt. Mit kraftvollen Mixern und Power-Entsaftern ist so ein gesundes Fastengetränk im Handumdrehen zubereitet.

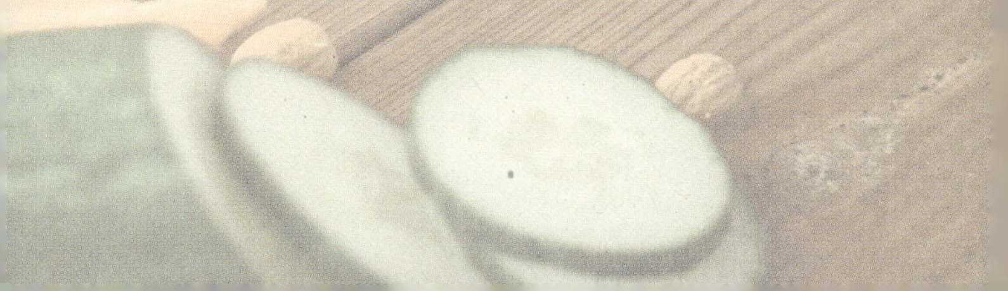

Holen Sie das Beste heraus!

Wenn Sie Ihre Säfte selbst herstellen, können Sie sicher sein, dass nur beste Zutaten verwendet werden. Schon beim Einkaufen der »Rohstoffe« können Sie ein Auge darauf haben, dass es sich um einwandfreie Ware handelt. Das marktfrische Obst, das Gemüse und die Kräuter sollten möglichst aus biologischem Anbau stammen, damit der Körper während des Fastenwochenendes nicht unnötig mit zusätzlichen chemischen Stoffen belastet wird.

INFO

DER BIO-VORTEIL

Biologisch angebaute Pflanzen sind zwar nicht völlig frei von Schadstoffen, doch sie enthalten weniger Rückstände von Kunstdüngern und Schädlingsbekämpfungsmitteln als Produkte aus konventionellem Anbau.

Waschen, putzen, schälen

Waschen und schälen Sie Ihre Rohware – soweit das erforderlich ist. Die Prozedur soll die Pflanzen von schädlichen Rückständen befreien. Außerdem beginnt ein verunreinigter Saft leichter zu gären und verdirbt schneller. Bei unbehandeltem Wurzel- und Knollengemüse wie Möhren oder Sellerie reicht es, sie unter fließendem Wasser zu bürsten.

Äpfel und Birnen, ja sogar Zitronen, Orangen oder Grapefruit können Sie mit ihrer gehaltvollen Schale entsaften – sofern die Früchte aus biologischem Landbau stammen.
Als Faustregel gilt, dass sich alle Pflanzenteile zum Entsaften eignen, die Sie roh essen könnten.
Nicht dazu gehören folglich Kerne oder Steine, die giftige Blausäure enthalten. Deshalb sollte Steinobst wie Pfirsiche, Aprikosen oder Kirschen vorher entsteint werden. Auch Kernobst wie Äpfel oder Birnen wird ohne Kerne entsaftet. Gurken-, Melonen- und Kürbiskerne hingegen können Sie mit dem Fruchtfleisch entsaften. Kräuter brauchen Sie kaum zu zerkleinern, die können Sie praktisch mit Stumpf und Stiel in den Entsafter geben. Gemüsesorten, die roh nicht genießbar sind, sollten vor dem Entsaften blanchiert werden. Heikel sind Kartoffeln, Zwiebeln und Auberginen. Rohe Kartoffeln wirken abführend, Zwiebelsaft wird schnell bitter, Auberginen sind in rohem Zustand schlicht ungenießbar. Gehen Sie auf Nummer sicher, wenn Sie die Eigenschaften bestimmter Pflanzen nicht kennen. Verwenden Sie dann lieber fertige Frischpflanzensäfte, die es in großer Auswahl im Handel gibt, zum Beispiel im Reformhaus oder Bioladen.

Kein Hexenwerk: richtiges Entsaften

An Gerätschaften brauchen Sie nicht viel: eine Gemüsebürste, ein scharfes Messer, ein Schneidebrett, eine Küchenwaage und einen Glasmessbecher. Und natürlich

die haushaltsüblichen Entsafter sowie einen Mixer oder Pürierstab. Eine einfache Handpresse reicht aus, um die Flüssigkeit aus Zitrusfrüchten zu holen.
Vielseitiger ist ein elektrischer Zentrifugen-Entsafter, bei dem die Flüssigkeit mit hoher Geschwindigkeit aus den unterschiedlichsten Obst- und Gemüsesorten herausgeschleudert wird. Der Pressrückstand bleibt im Gerät. Diese Entsafter sind einfach zu bedienen und zu reinigen.
Allerdings: Durch die hohen Geschwindigkeiten der Zentrifuge wirbeln große Mengen Sauerstoff in den Saft. Dadurch verliert er wichtige Inhaltsstoffe. Sie erkennen solch einen Saft daran, dass er schnell braun wird und schaumig ist. Weniger Schaum und eine höhere Flüssigkeitsausbeute erzeugen Presskolben-Entsafter. Sie zerquetschen mühelos selbst harte Gemüse wie Karotten oder Sellerie. Zuerst entsteht ein Brei, aus dem dann die Flüssigkeit herausgepresst wird. Durch die

INFO

HITZIGE METHODEN

Vergessen können Sie große Hitze bei der Dampfentsaftung oder beim Einkochen. Bei diesen traditionellen Techniken werden einfach zu viele empfindliche Inhaltsstoffe zerstört, die Ihnen bei der Entgiftung und Entschlackung nützen sollen.

geringere Drehzahl der Presskolben entwickelt sich zudem kaum Wärme. Solche Säfte oxidieren wesentlich langsamer.
Ein elektrisches Mixgerät oder ein leistungsstarker Pürierstab ist ideal, um aus Obst, Gemüse oder Kräutern ein Mus herzustellen. Das lässt sich bequem mit klarem Wasser zu einem Saft verdünnen oder in einen leckeren Smoothie verwandeln, den Sie mit weiteren Zutaten anreichern können.

Je frischer, desto besser

Die zu verarbeitenden Früchte und Gemüse sollten zwar reif, aber nicht überreif sein. Lassen Sie das frisch gekaufte oder selbst geerntete Obst, das Gemüse und die Kräuter nicht lange liegen, sondern stellen Sie daraus zügig den gewünschten Saft her. Am besten ist, Sie trinken Ihre frisch hergestellten Säfte sofort, damit Ihrem Körper möglichst viele der wertvollen Biostoffe zugutekommen.
Falls Sie größere Mengen auf Vorrat zubereiten, dann sollten Sie die ausgepresste Flüssigkeit gleich in dunkle Flaschen abfüllen. Geben Sie ein paar Spritzer Zitronensaft dazu, um das Oxidieren zu vermeiden. So bleiben die hitze-, licht- und sauerstoffempfindlichen Inhaltsstoffe am ehesten erhalten. Konsumieren Sie die Säfte aber innerhalb von zwei Tagen. Danach sollten Sie sie nicht mehr trinken, Ihr Magen könnte es Ihnen übel nehmen.

TIPP

Das Auge isst mit

Garnieren Sie Ihre flüssigen »Mahlzeiten«. Streuen Sie ein paar Kräuter oder essbare Blüten über Ihren Entschlackungscocktail, oder stecken Sie eine Erdbeere oder andere Früchte an den Glasrand.

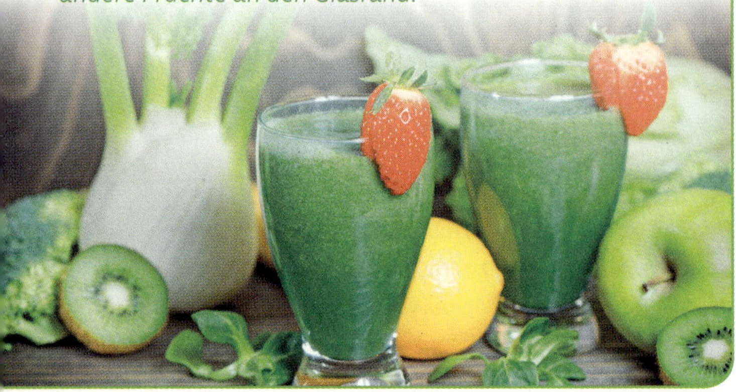

Die bequeme Lösung: fertige Pflanzensäfte

Wer keine Gelegenheit hat, sich seinen Saft selbst zuzubereiten, kann auch mit fertigen Biosäften aus dem Handel die beiden Fastentage bestreiten. Diese industriell hergestellten Säfte sind ohnehin eine gute Wahl, wenn Gemüsesorten (wie Artischocken oder Spargel), Früchte (wie Holunder- oder Sanddornbeeren) oder Kräuter (wie Brennnessel, Birkenblätter oder Löwenzahn) nicht frisch erhältlich oder nur mit großem Aufwand zuzubereiten sind.

Achten Sie bitte darauf, dass die Fertigsäfte schonend und ohne chemische Zusätze haltbar gemacht worden sind. Sie sollten weder Konservierungs- noch Farbstoffe enthalten, nicht mit Bioaktivstoffen angereichert sein (Kalzium im Orangensaft zum Beispiel) und auch keine zusätzlichen Süßungsmittel enthalten. Denn in den Fruchtsäften stecken ohnehin schon etwa acht bis zehn Prozent natürlicher Fruchtzucker. Genug, um während der Entschlackungstage ohne quälenden Hunger über die Runden zu kommen.

Die Menge macht's

Sie brauchen für Ihr Fastenwochenende rund einen Dreiviertelliter Saft am Tag. Davon sollte der Löwenanteil aus Obst- und Gemüsesäften bestehen. Die kräftigen Heilpflanzensäfte mischen lediglich als kleine »Zugaben« mit.

Wichtig: Betrachten Sie die Angaben auf den Rezeptseiten bitte nur als Anhaltspunkt. Die Mengenangaben sind großzügig berechnet, womöglich benötigen Sie weniger. Denn die Saftausbeute kann sehr schwanken und liegt zwischen vierzig und neunzig Prozent. Als Faustregel gilt, dass Sie für hundert Milliliter Saft etwa zweihundert Gramm Rohware benötigen. Wie viel Saft aus Obst, Gemüse oder Kräutern gewonnen werden kann, hängt zudem von der Erntequalität ab. Es spielen also viele Faktoren eine Rolle.

Probieren Sie es am besten einfach aus. Stellen Sie einen Messbecher unter Ihren Entsafter, und entsaften Sie so lange, bis die gewünschte Menge im Becher gelandet ist. Mit der Zeit werden Sie das richtige Gefühl dafür bekommen. Wenn Sie ein paar Mini-Einheiten mehr oder weniger konsumieren, fällt das nicht weiter ins Gewicht. Verdünnen Sie die Säfte mit kohlensäurearmem Mineralwasser. Falls Sie sich für die etwas mildere Entschlackungsvariante entscheiden, können Sie die »Smoothies« auch mit Kefir, Molke oder Reismilch verlängern.

Die Tagesdosis von einem Dreiviertelliter ist auf drei Portionen angelegt. Sollten Sie zwischen den »Saft-Mahlzeiten« Durst bekommen, dann löschen Sie ihn mit Wasser oder ungezuckertem Kräutertee. Wichtig ist, dass Sie Ihre Getränke langsam und in kleinen Schlucken zu sich nehmen.

Mit Entsafter und Mixer sind Sie bestens gerüstet.

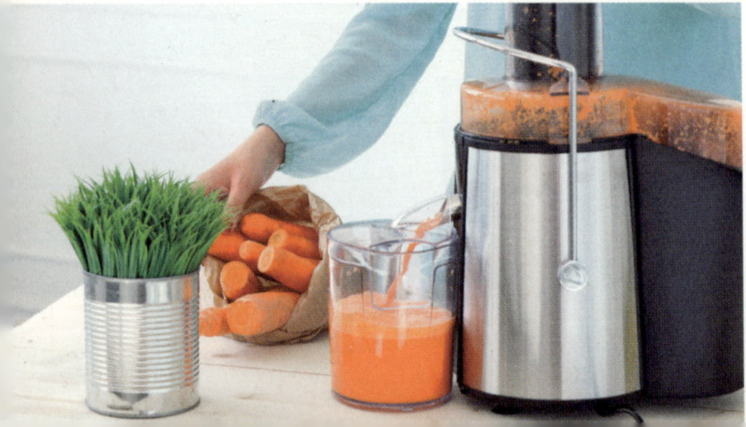

Extra: Teemischungen zum Entschlacken

Wirkort	Teemischung
Magen und Darm	Fenchelfrüchte, Melissenblätter und Pfefferminze, Engelwurz und Wermutkraut
Leber und Galle	Löwenzahnwurzel mit Kraut, Mariendistel und Pfefferminze, Ringelblume, Tausendgüldenkraut und Teufelskrallenwurzel
Nieren und Blase	Birkenblätter, Brennnessel- und Goldrutenkraut, Bärentraubenblätter, Bohnenschalen und Schachtelhalmkraut
Herz und Kreislauf	Weißdornblüten und Pfefferminze
Atemwege	Lindenblüten, Borretsch- und Thymianblätter, Eibischblätter und -wurzel

Wichtig: Entschlackungstee nur eine Zeit lang trinken
Für eine Tasse Tee, die etwa 150 Milliliter fasst, nimmt man einen Teelöffel voll Pflanzenteile. Das entspricht rund fünf Gramm. Mit diesem Maß kommen Sie ganz ohne Kräuterwaage aus. Wichtig ist: Bereiten Sie Ihren Tee während der Saftfastentage möglichst portionsweise frisch zu. Trinken Sie zwei bis drei Tassen Tee über den Tag verteilt. So führen Sie dem Organismus die Inhaltsstoffe anhaltend und gleichmäßig zu.
Und denken Sie daran: Tee ist eine wirksame Droge. Trinken Sie Ihren Entschlackungstee nur kurmäßig und nicht als Dauergetränk!

Was es mit den Smoothies auf sich hat

Smoothies sind sämige Frucht- und Gemüsegetränke (»smooth« bedeutet glatt, weich, geschmeidig). Sie bestehen aus Obst und Gemüse, das zerkleinert wurde. Den Pflanzenfasern wurde also keine Flüssigkeit durch Entsaften entzogen. Daher nehmen Sie an den Entschlackungswochenenden mit den dicklichen Getränken auch unverdauliche Ballaststoffe auf.

Während unsere Verdauung bei selbst gepressten Säften davon profitiert, dass die darin enthaltenen Biostoffe schnell verfügbar sind, weil sie im Darm nicht erst aus den Faserstoffen gelöst werden müssen, haben Smoothies andere Vorzüge: Sie entgiften und entschlacken, indem sie im Darm eine ausbalancierte Bakterienflora schaffen.

Die Fasern, Schalen oder Zellwände der pürierten Pflanzen werden von der mikrobiellen Darmflora nur unvollständig verarbeitet und kaum verdaut ausgeschieden. Die Abbauprodukte der Pflanzenfasern verhindern, dass sich krank machende Bakterien im Darm ansiedeln. Schadstoffe sowie Abfallprodukte des Stoffwechsels und Gallensäuren werden von den Ballaststoffen zügig abtransportiert. Bestimmte Inhaltsstoffe der zellulosehaltigen Pflanzenzellen (Arabionoxylane) können Studien zufolge sogar erbgutschädigende Stoffe entschärfen.

Im Mixer schnell zubereitet

Smoothies können Sie ganz einfach selbst komponieren. Sie brauchen dazu nur einen kräftigen Küchenmixer, der auf Knopfdruck so ziemlich alles zerkleinert, was Sie in dem Trunk haben wollen: Obst, Gemüse, Kräuter – und selbst das, was sich nicht zum Entsaften eignet, wie getrocknete Pflaumen, Nüsse oder Haferflocken – sind willkommene Zutaten.

Zudem lässt sich das sämige Getränk gut mit Eiweiß anreichern, indem Sie es mit Molke, Joghurt, Soja- oder Buttermilch mischen. Ebenso können Sie stoffwechselfördernde Gärgetränke wie Kefir, Kombucha oder Brottrunk zusetzen.

Das vollreife Obst und Gemüse wird wie bei der Saftherstellung gewaschen, bei Bedarf geschält, eventuell entkernt und in kleine Stücke geschnitten. Wenn Sie es anschließend gut kühlen oder sogar leicht anfrieren las-

Smoothies sind nahrhaft und vielseitig.

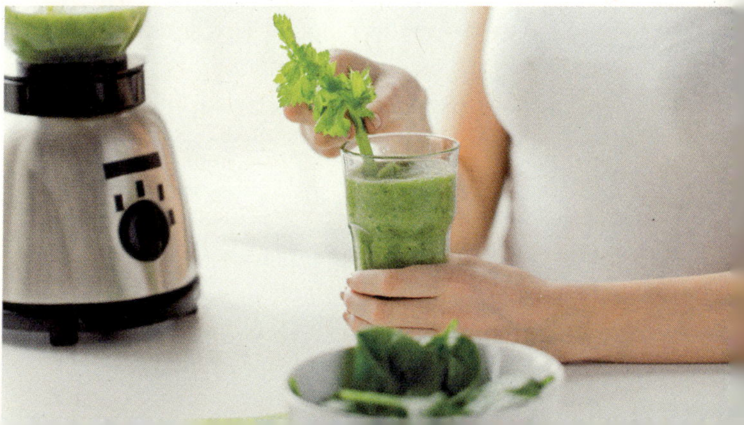

sen, kann das die Konsistenz verbessern. Zur Winterszeit sind eiskalte Smoothies allerdings nicht die Highlights unter den Fastengetränken.

Smoothies – fix und fertig

Wie bei den Säften gibt es auch bei den Smoothies jede Menge Fertigprodukte. Das »Obst aus der Flasche« kann eine Alternative sein, wenn frische Ware nicht zur Hand ist oder nicht selbst zubereitet werden kann. Achten Sie aber bitte darauf, dass solch ein Fertigprodukt zum größten Teil aus Püree besteht.

INFO

BALLASTSTOFFE IN HÜLLE UND FÜLLE?

Das ist bei fertigen Smoothies nicht immer der Fall. Mitunter sind fertige Smoothies lediglich aus Saftkonzentraten und industrialisierten Vorprodukten hergestellt, mit Zucker, Aromen, Verdickungsmitteln oder Extra-Vitaminen aufgepeppt. Werden die Früchte und Gemüse bei der Herstellung mehrfach erhitzt, zerstört das viele wichtige Biostoffe, darunter auch die Ballaststoffe.

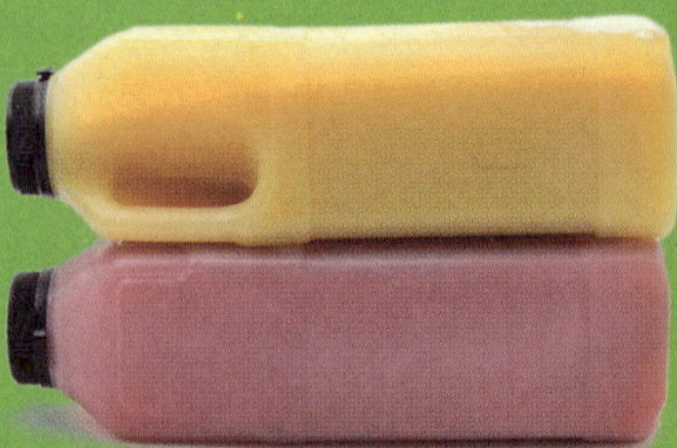

Gesunde Säfte miteinander mischen

Für eine ausgewogene Ernährung sind zwar nahezu alle Gemüse und Früchte wichtig, zum Entgiften und Entschlacken aber gibt es einige Favoriten, mit denen Sie bei Ihrer Wochenend-Saftfastenkur ganz gezielt die Bildung von Verdauungssäften und den Stoffwechsel anregen und die Ausscheidung von Abfallstoffen verbessern können.
Das sind insbesondere die Obst- und Gemüsesorten, die wegen ihre hohen Anteils an Kalium eine entwässernde Wirkung haben – und solche, die einen extrem hohen basischen Anteil besitzen und vom Organismus auch basisch verwertet werden.
Damit lässt sich das Zuviel an belastenden Säuren aus dem Körper verbannen. Mit Rote-Bete-Saft, Möhren- oder Artischockensaft beispielsweise bringen Sie das Säure-Basen-Gleichgewicht wieder ins Lot. Die Wirkung können Sie noch verstärken, wenn Sie die Säfte warm trinken, wie das bei Ananas-, Kirsch-, Zitronen- oder Orangensaft gut möglich ist.

Besonders bekömmlich: Gemüsesäfte

Als Lieferant von bioaktiven, entgiftenden Pflanzenwirkstoffen sind Gemüsesäfte für eine Entschlackungskur fast noch wichtiger als Fruchtsäfte. Anders als Obst, das

roh einfach leichter verdaulich ist, braucht der Körper eine Weile, um rohes Gemüse zu verdauen.
Wenn Sie es jedoch in flüssiger Form konsumieren, nimmt Ihr Körper über den Blutkreislauf sofort einen Großteil der wertvollen Biostoffe auf.
Um die gleiche Menge mit rohem Gemüse zuzuführen, müssten Sie sehr viel mehr davon vertilgen. Beispiel: Ein Glas Möhrensaft enthält so viel Nährstoffe wie vier Gläser rohe, zerkleinerte Möhren. Ein Glas Tomatensaft enthält so viel Nährstoffe wie sechs einzelne Tomaten.
Ein weiteres Plus der Gemüsesäfte: Sie sind magenfreundlicher, weil sie meistens weniger Säure als die Obstsäfte enthalten.

Die richtige Mischung macht's

Durch das Kombinieren besonders geeigneter Sorten können Sie den positiven Nutzen der Säfte noch verstärken. Früher wurde strikt davon abgeraten, Obst- und Gemüsesäfte miteinander zu mischen, weil das Blähungen hervorrufen kann. Lediglich Apfel- und Möhrensaft galten als verträgliche Kombipartner.
Die Praxis hat aber gezeigt, dass insbesondere Säfte aus grünem Gemüse und würzigen Kräutern bekömmlicher sind, wenn sie mit milden Fruchtsäften gemischt werden.
Fertige Heilpflanzensäfte, die beispielsweise aus frischen Brennnesseln, Löwenzahn oder Birkenblättern gepresst wurden, sind erst unter Zugabe von Obstsäften aus

Ananas, Grapefruit oder Orangen akzeptable Fastengetränke.

Stilles Mineralwasser ist stets als »Verdünnungsmittel« geeignet, falls ein Saft geschmacklich zu kräftig ausgefallen ist.

Am besten, Sie probieren es selbst aus. Stellen Sie Ihren Rohkost-Cocktail so zusammen, dass er Ihnen schmeckt und zugleich auch bekommt.

INFO

IDEALE KOMBIPARTNER

Die Säfte aus diesen Obst- und Gemüsesorten harmonieren erfahrungsgemäß gut miteinander:
Möhren und Brokkoli, Weißkohl und Sellerie,
Gurken und Tomaten, Spinat und Rote Bete,
Fenchel und Paprika,
Blumenkohl und Apfel,
Sauerkraut und Apfel,
Weintrauben und Ananas,
Kirschen und Orangen,
Grapefruit und Banane oder Birne.

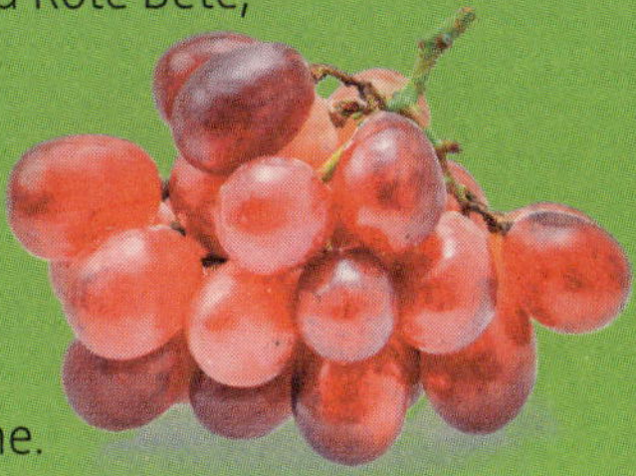

Für Ihre frisch pürierten Entschlackungs-Smoothies können Sie noch ganz andere Kompositionen kreieren, da moderne Turbo-Mixer selbst mit buchstäblich harten Nüssen spielend fertig werden.

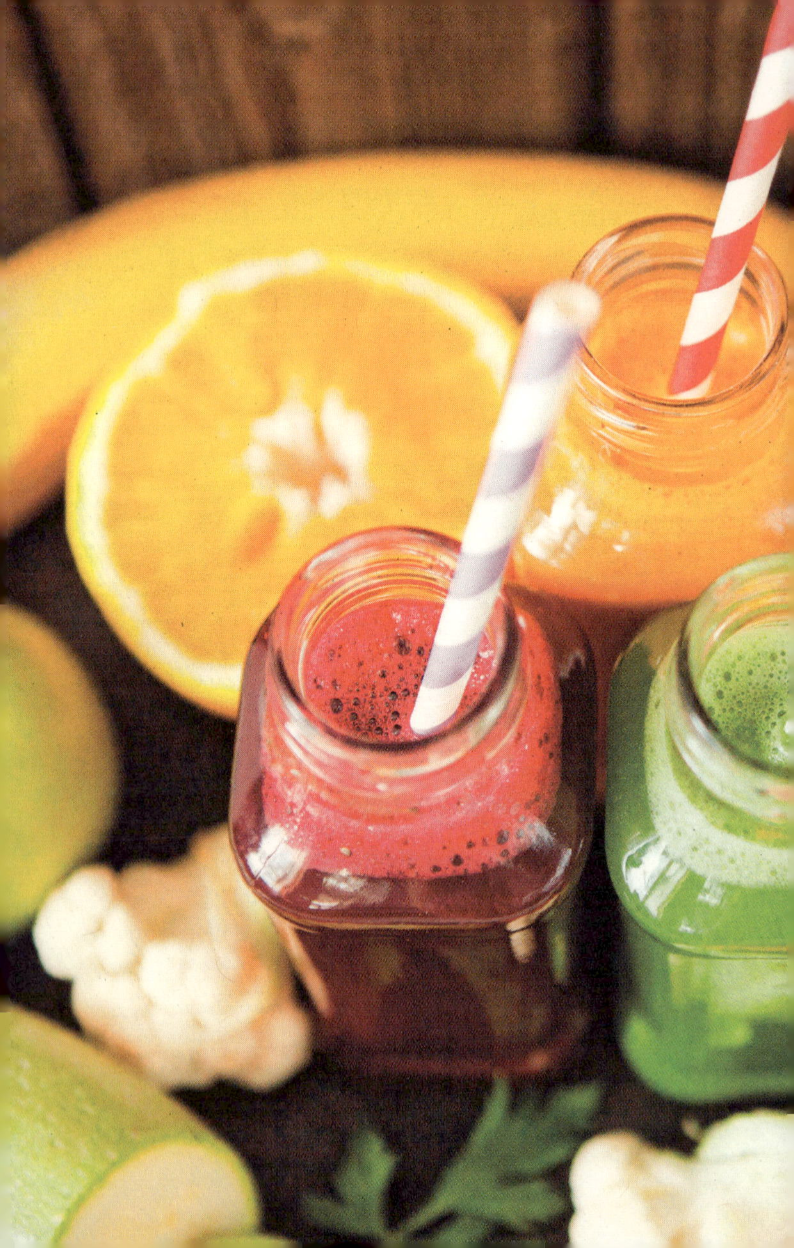

Die besten Fastensäfte überhaupt

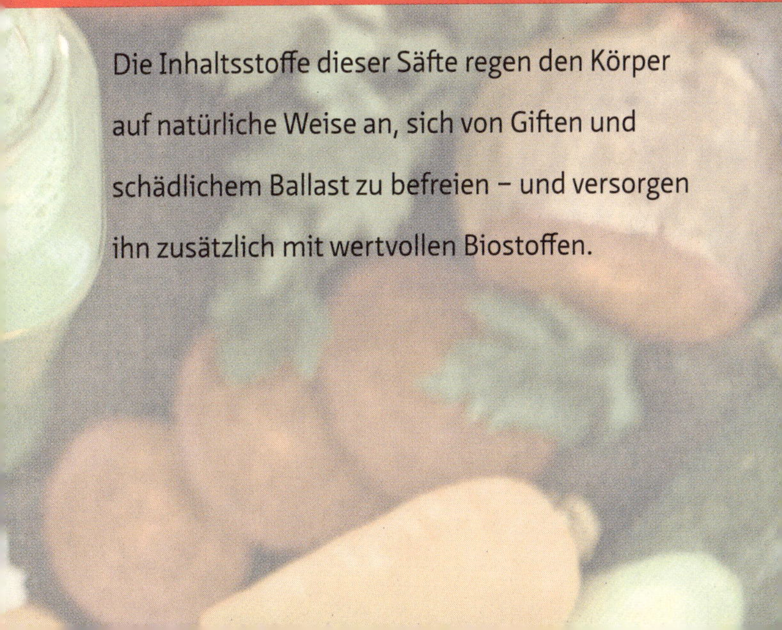

Die Inhaltsstoffe dieser Säfte regen den Körper auf natürliche Weise an, sich von Giften und schädlichem Ballast zu befreien – und versorgen ihn zusätzlich mit wertvollen Biostoffen.

Fastensäfte fürs Frühjahr

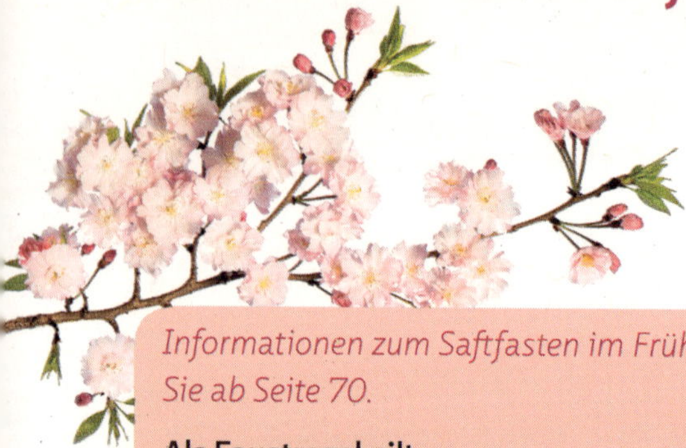

Informationen zum Saftfasten im Frühjahr finden Sie ab Seite 70.

Als Faustregel gilt:
Sie brauchen etwa 200 Gramm Obst und Gemüse für 100 Milliliter Saftausbeute.

Batavia-Radieschen-Saft mit Himbeeren & roten Zwiebeln

Fertige Säfte oder Zutaten für etwa ...

120 ml Bataviasaft
80 ml Radieschensaft
10 ml Zwiebelsaft
60 ml Himbeersaft

1 Batavia, Radieschen und Zwiebeln waschen, putzen und nacheinander entsaften.

2 Mit fertigem Himbeersaft mischen.

Tipp: Anstelle von frischen roten Zwiebeln können Sie fertigen Zwiebel-Press-Saft verwenden.

Blumenkohl-Papaya-Saft mit Frühlingszwiebeln & Zitrone

Fertige Säfte oder Zutaten für etwa ...

100 ml Blumenkohlsaft
20 ml Frühlingszwiebeln
100 ml Papayasaft
2 TL Zitronensaft

1 Blumenkohl und Frühlingszwiebeln waschen, putzen und in Stücke schneiden.

2 Die Papaya schälen, die Kerne entfernen und das Fruchtfleisch in Stücke schneiden. Blumenkohl, Papaya und Frühlingszwiebeln nacheinander entsaften.

3 Die Säfte unter Zugabe von Zitronensaft mischen.

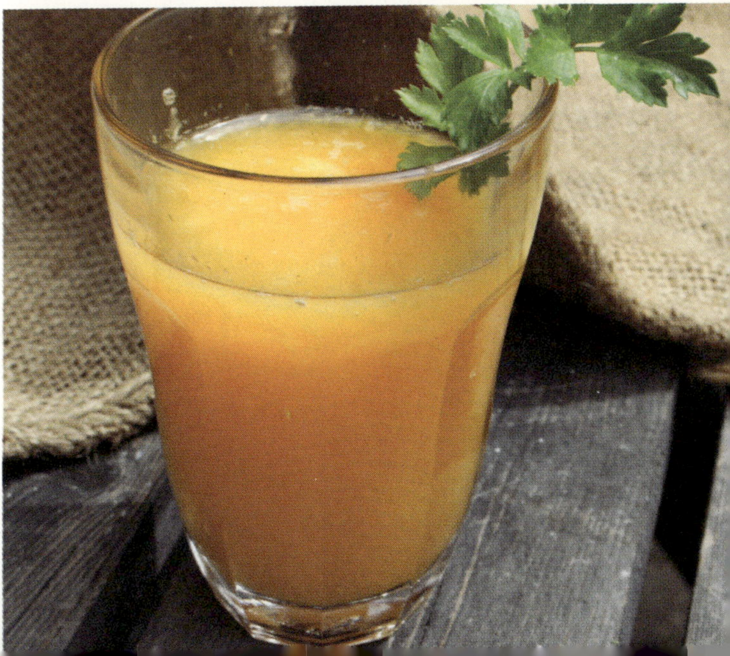

Kohlrabi-Aprikosen-Smoothie mit Portulak & Sojamilch

1 kleiner Kohlrabi
3 Aprikosen
1 Handvoll Portulak
100 ml Sojamilch

1 Kohlrabi waschen, schälen und grob zerkleinern.

2 Aprikosen waschen und entsteinen.

3 Portulak waschen, mit Kohlrabi, Aprikosen und Sojamilch mischen und alles fein pürieren.

Tipp: Anstelle von Portulak können Sie Petersilie verwenden. Sojamilch können Sie ganz einfach selbst herstellen: Verrühren Sie zwei Esslöffel (etwa 20 Gramm) gemahlene Sojabohnen in hundert Milliliter kaltem Wasser. Bringen Sie die Mischung kurz zum Kochen. Voilà! Diese Sojamilch hält sich gut übers Wochenende im Kühlschrank.

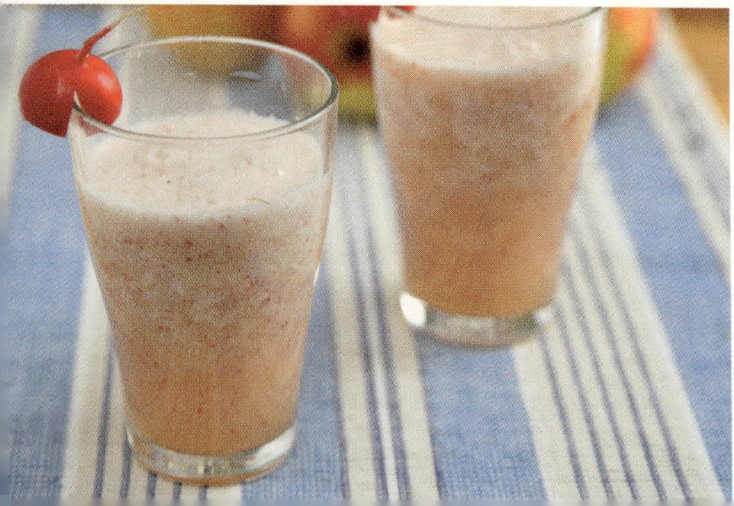

Mango-Kresse-Smoothie mit Kefir

1 Mango
1 Handvoll Gartenkresse
150 ml Kefir

1 Die Mango schälen und das Fruchtfleisch vom Kern lösen.
2 Die Kresseblättchen mit einer Küchenschere abschneiden.
3 Das Mango-Fruchtfleisch mit den Kresseblättchen und dem Kefir mischen und alles fein pürieren.

Radicchiosaft mit Himbeeren & Bärlauch

Fertige Säfte oder Zutaten für etwa ...

150 ml Radicchiosaft
20 ml Bärlauchsaft
100 ml Himbeersaft

1 Den Radicchiosalat und die Bärlauchblätter waschen und putzen.
2 Frische Himbeeren sorgfältig verlesen, nur bei Bedarf waschen. Ersatzweise Tiefkühlware verwenden.
3 Radicchio, Bärlauch und Himbeeren nacheinander entsaften.
4 Die Säfte mischen.

Tipp: Sie können den Radicchiosaft auch mit fertigem Himbeersaft und Bärlauch-Press-Saft mischen.

Tomaten-Orangen-Saft mit Ananas & Löwenzahn

Fertige Säfte oder Zutaten für etwa ...

100 ml Tomatensaft
100 ml Orangensaft
50 ml Ananassaft
40 ml Löwenzahnsaft

1 Tomaten waschen, den grünen Stielansatz entfernen und das Fruchtfleisch in Stücke schneiden.

2 Die Orangen schälen und zerteilen, eventuell vorhandene Kerne entfernen.

3 Die Ananas schälen und zerteilen.

4 Die pflückfrischen Löwenzahnblätter waschen (oder fertigen Frischpflanzensaft verwenden).

5 Tomaten, Orangen, Ananas und Löwenzahn nacheinander entsaften und die Säfte mischen.

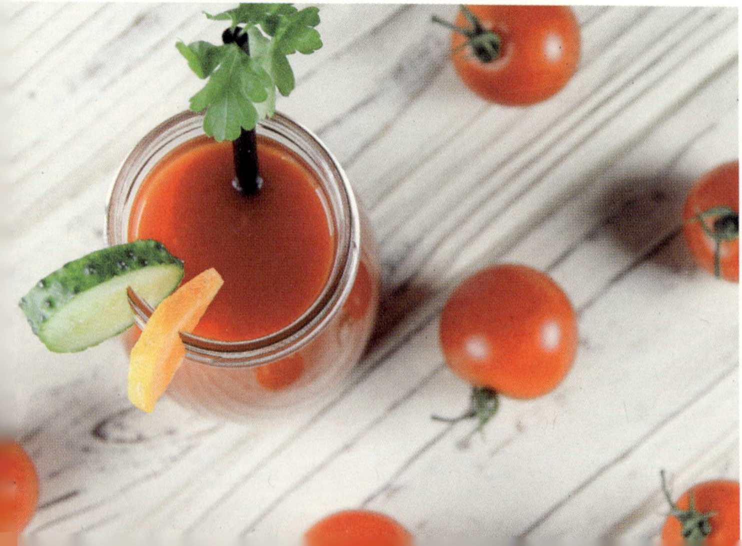

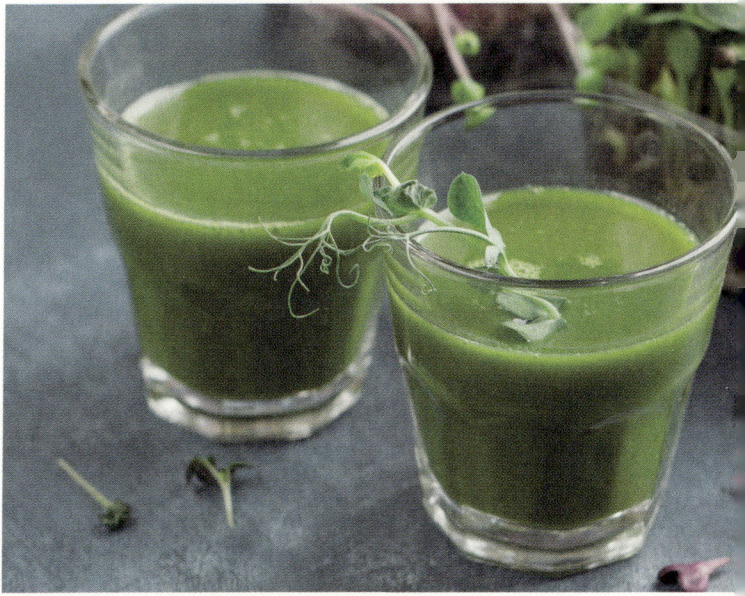

Weintraubensaft mit Romanasalat & Stachelbeeren

Fertige Säfte oder Zutaten für etwa ...

150 ml Weintraubensaft
70 ml Romanasalatsaft
50 ml Stachelbeersaft

1 Kernlose Weintrauben waschen und von den Stängeln zupfen.

2 Salat und Stachelbeeren waschen und putzen.

3 Weintrauben, Salat und Stachelbeeren nacheinander entsaften und die Säfte mischen.

Extra: Würzkräuter und ihre Wirkung

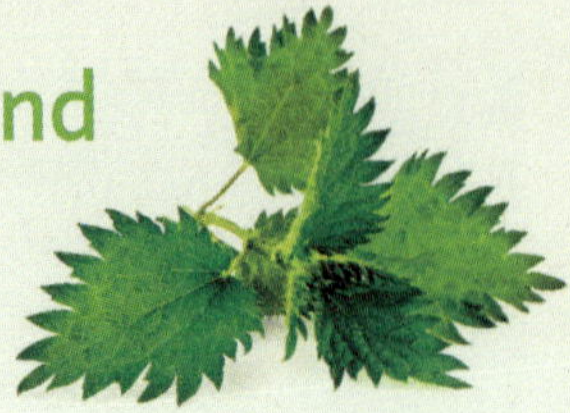

Diese Kräuter wirken entgiftend und entschlackend auf die Organsysteme:

Magen und Darm

Brennnessel, Engelwurz, Faulbaumrinde, Fenchelfrüchte, Kamille, Löwenzahn, Medizinalrhabarber, Melissenblätter, Pfefferminze, Ringelblume, Rosmarin, Schlehdornblüten, Tausendgüldenkraut, Wacholderbeeren, Wermutkraut, Ysop

Leber und Gallenblase

Artischockenblätter, Bärlapp, Beifußkraut, Boldoblätter, Engelwurz (Angelikakraut), Erdrauchkraut, Gänseblümchen, Johanniskraut, Kümmel, Löwenzahn, Mariendistel, Petersilie, Pfefferminze, Queckenwurzel, Ringelblume, Rosmarin, Schafgarbe, Schöllkraut, Tausendgüldenkraut, Teufelskrallenwurzel, Wegwarte

Nieren und Blase

Bärentraubenblätter, Birkenblätter, Bohnenschalen, Brennnessel, Bruchkraut, Engelwurz, Gänseblümchen,

Goldrutenkraut, Hauhechelwurzel, Hirtentäschel, Holunderblüten, Johannisbeerblätter, Kirschenstiele, Lindenblüten, Löwenzahn, Petersilie, Schachtelhalmkraut, Wacholderbeeren

Atemwege

Augentrost, Borretschblätter, Eibischwurzeln und -blätter, Eukalyptus, Goldrute, Hagebutten, Hibiskusblüten, Holunderblüten und -blätter, Königskerzenblüten, Lindenblüten, Malve, Meerrettich, Pfefferminze, Primelwurzel, Spitzwegerich, Thymianblätter

Haut

Amerikanischer Wasserhanf, Andorn, Birkenblätter, Braunwurz, Brennnessel, Bucco, Buntfarbige Schwertlilie, Engelwurz, Erdrauchkraut, Fenchelsamen, Goldrute, Große Klette, Guajakbaum, Holunderblüten und -blätter, Ingwer, Javanische Gelbwurz, Kamille, Klettenlabkraut, Knoblauch, Krauser Ampfer, Lebensbaum, Lindenblüten, Mahonienrinde, Pfefferminze, Ringelblume, Rotklee, Sarsapilla, Sasafras, Schachtelhalm, Schafgarbe, Schwarze und knollige Schlangenwurzel, Stiefmütterchenkraut, Thymian, Wachsmyrte

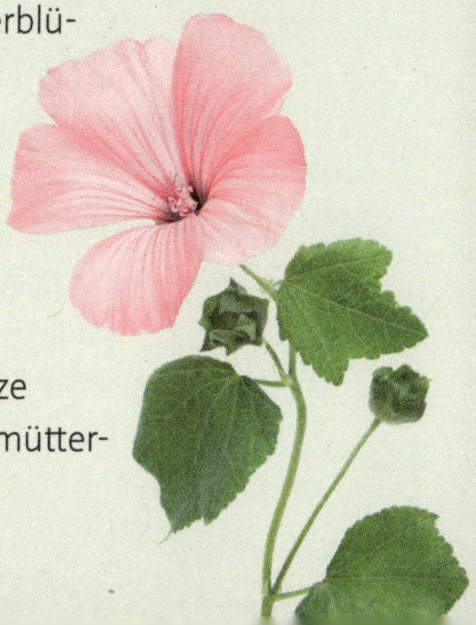

Fastensäfte für den Sommer

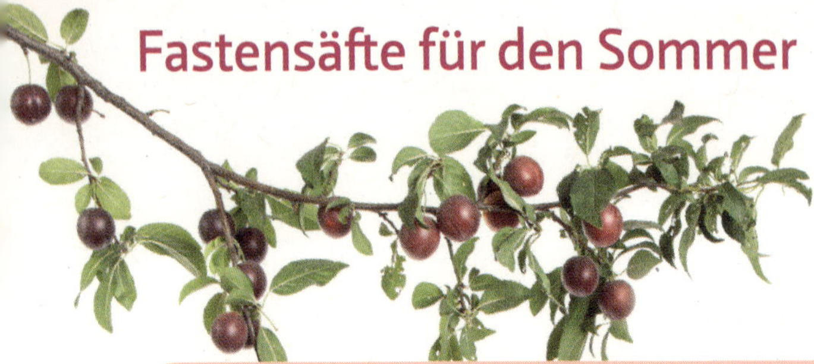

Informationen zum Saftfasten im Sommer finden Sie ab Seite 83.

Als Faustregel gilt:
Sie brauchen etwa 200 Gramm Obst und Gemüse für 100 Milliliter Saftausbeute.

Apfel-Heidelbeer-Saft mit Eichblattsalat

Fertige Säfte oder Zutaten für etwa ...

150 ml Apfelsaft
50 ml Heidelbeersaft
50 ml Eichblattsalatsaft

1 Die Äpfel waschen, vierteln und das Kerngehäuse entfernen.
2 Heidelbeeren und Eichblattsalat waschen und putzen.
3 Äpfel, Heidelbeeren und Eichblattsalat nacheinander entsaften und die Säfte mischen.

Beeren-Smoothie mit Apfel & Spinat

150 g Brombeeren
1 Apfel
1 Handvoll Spinat
100 ml Trinkmolke

1 Die Beeren waschen und von den Stielen zupfen.

2 Den Apfel waschen, vierteln und das Kerngehäuse entfernen.

3 Den Spinat verlesen und waschen, mit dem Obst mischen und fein pürieren.

4 Den Smoothie mit Trinkmolke bis zur gewünschten Konsistenz auffüllen.

Tipp: Die Brombeeren können Sie durch Himbeeren, Johannisbeeren oder andere Beeren der Saison ersetzen.

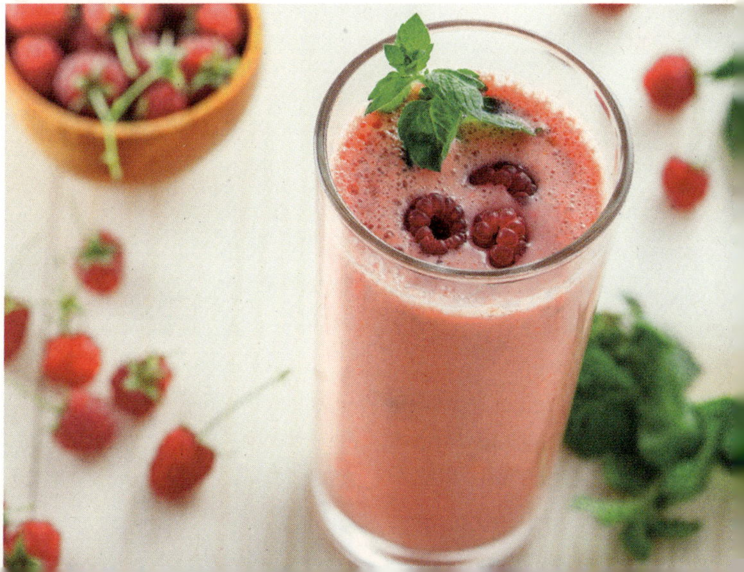

Brokkoli-Möhren-Saft mit Pfirsich

Fertige Säfte oder Zutaten für etwa ...

100 ml Brokkolisaft
100 ml Möhrensaft
80 ml Pfirsichsaft
Dazu 2–3 Tropfen kalt gepresstes Pflanzenöl

1 Den Brokkoli und die Möhren waschen, putzen und in Stücke schneiden.

2 Die Pfirsiche waschen und die Kerne entfernen.

3 Brokkoli, Möhren und Pfirsiche nacheinander entsaften.

4 Die Säfte unter Zugabe von Öl mischen.

INFO

ÖL FÜR DIE FETTLÖSLICHEN BIOAKTIVSTOFFE

Bei einigen Saftrezepten ist Öl eine kleine, aber wichtige Zugabe. Das hat einen ganz einfachen Grund: Die fettlöslichen Pflanzenstoffe wie die Vitamine A, D, E und K können nur zusammen mit Fett optimal vom Körper aufgenommen werden. Das Gleiche gilt für die Carotinoide wie zum Beispiel Betacarotin in Möhren oder Lycopin in Tomaten.

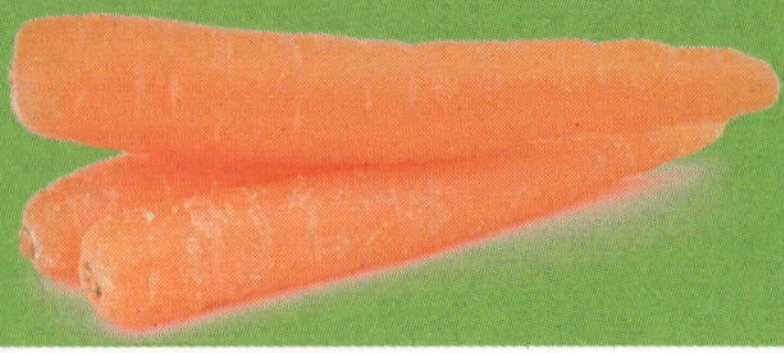

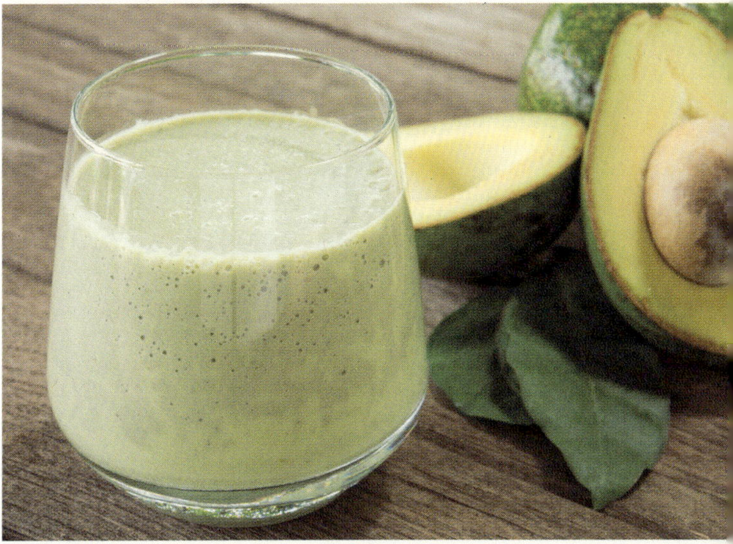

Gurken-Smoothie mit Avocado & Kombucha

2 Gurken
1 Avocado
Kombucha nach Belieben

1 Die Salatgurken waschen, putzen und grob zerkleinern.

2 Die Avocado schälen und das Fruchtfleisch vom Kern lösen.

3 Das Avocadofruchtfleisch und die Gurkenstücke mischen und fein pürieren.

4 Mit Kombucha auffüllen.

Lollo-Rosso-Erdbeer-Smoothie mit Mandelmilch

1 Lollo Rosso
(ca. 200 Gramm)

100 g Erdbeeren
100 ml Mandelmilch

1 Die Salatblätter waschen, putzen und in Stücke schneiden.

2 Die Erdbeeren waschen und putzen.

3 Salat und Erdbeeren mit der Mandelmilch mischen und fein pürieren.

INFO

MANDELMILCH – DIE IDEALE ERGÄNZUNG

Mandelmilch ist ein aus Mandeln und Wasser hergestelltes pflanzliches Getränk, das schon im Mittelalter als Fastenspeise beliebt war. So wird sie selbst gemacht: Man übergießt frisch gemahlene und geröstete Mandeln mit heißem Wasser, lässt sie mehrere Stunden ziehen und gießt die Mischung danach durch einen Filter. Als Alternative können Sie auch Reis- oder Sojamilch verwenden.

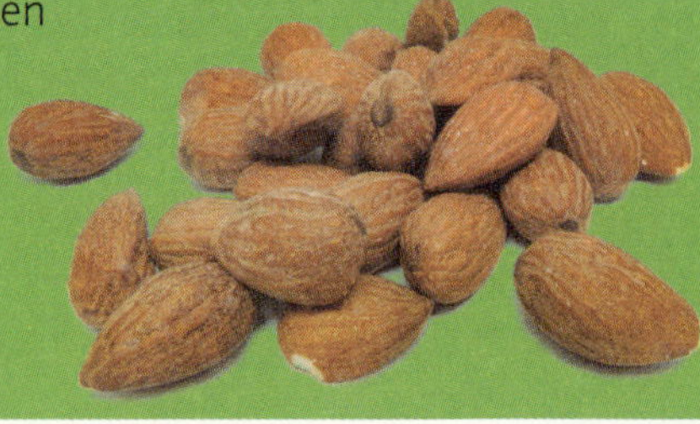

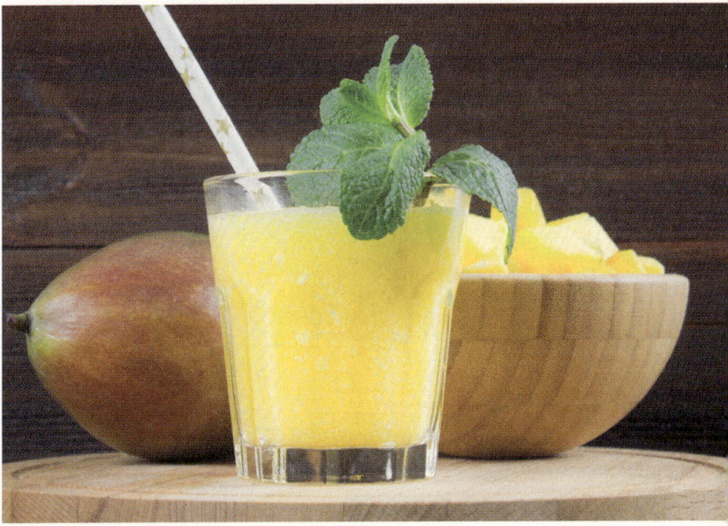

Mango-Pfirsich-Saft mit Mangold & Minze

Fertige Säfte oder Zutaten für etwa ...

125 ml Mangosaft
100 ml Pfirsichsaft
50 ml Mangoldsaft
1 EL Minzauszug

1 Die Mango schälen und das Fruchtfleisch vom Kern lösen.

2 Den Pfirsich waschen, entsteinen und zerteilen.

3 Den Mangold und die frische Minze waschen und putzen.

4 Mango, Pfirsich, Mangold und Minzeblättchen nacheinander entsaften und die Säfte mischen.

Fastensäfte für den Herbst

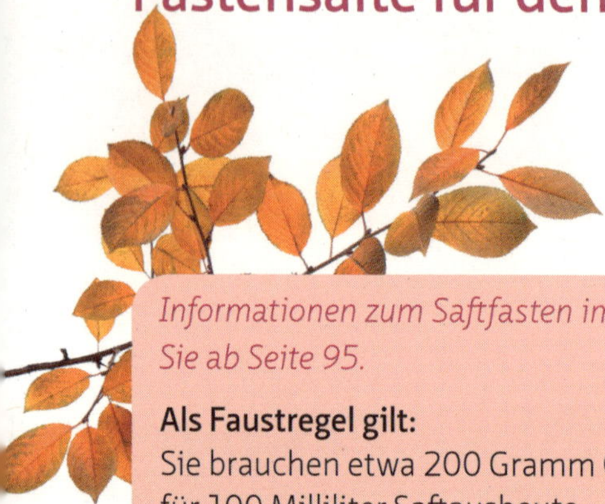

Informationen zum Saftfasten im Herbst finden Sie ab Seite 95.

Als Faustregel gilt:
Sie brauchen etwa 200 Gramm Obst und Gemüse für 100 Milliliter Saftausbeute.

Apfel-Rotkohl-Saft mit Brombeeren

Fertige Säfte oder Zutaten für etwa ...

100 ml Apfelsaft
80 ml Rotkohlsaft
60 ml Brombeersaft

1 Die Äpfel waschen, vierteln und das Kerngehäuse entfernen.
2 Rotkohl waschen, putzen und grob zerteilen.
3 Die Brombeeren waschen.
4 Äpfel, Rotkohl und Brombeeren nacheinander entsaften und die Säfte mischen.

Birnen-Rauke-Saft mit Schnittlauch

Fertige Säfte oder Zutaten für etwa ...

180 ml Birnensaft
50 ml Raukesaft
20 ml Schnittlauchsaft

1 Die Birnen waschen, vierteln und das Kerngehäuse entfernen.

2 Die Raukeblätter und den Schnittlauch waschen und putzen.

3 Birnen, Raukeblätter und Schnittlauch nacheinander entsaften und die Säfte mischen.

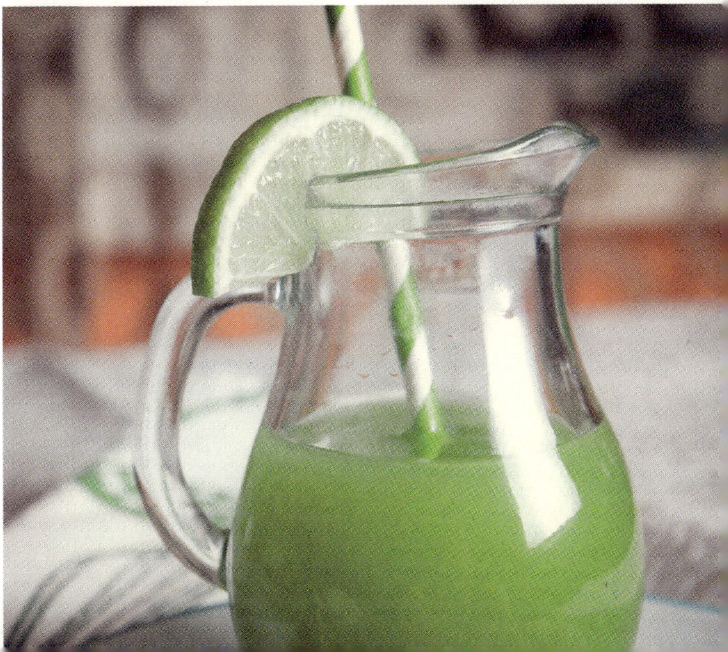

Grapefruit-Kaki-Saft mit Chicorée

Fertige Säfte oder Zutaten für etwa ...

100 ml Grapefruitsaft
80 ml Kakisaft
50 ml Chicoréesaft

1 Die Grapefruit und die Kaki schälen und zerteilen.

2 Den Chicorée waschen und putzen.

3 Grapefruit, Kaki und Chicorée nacheinander entsaften und die Säfte mischen.

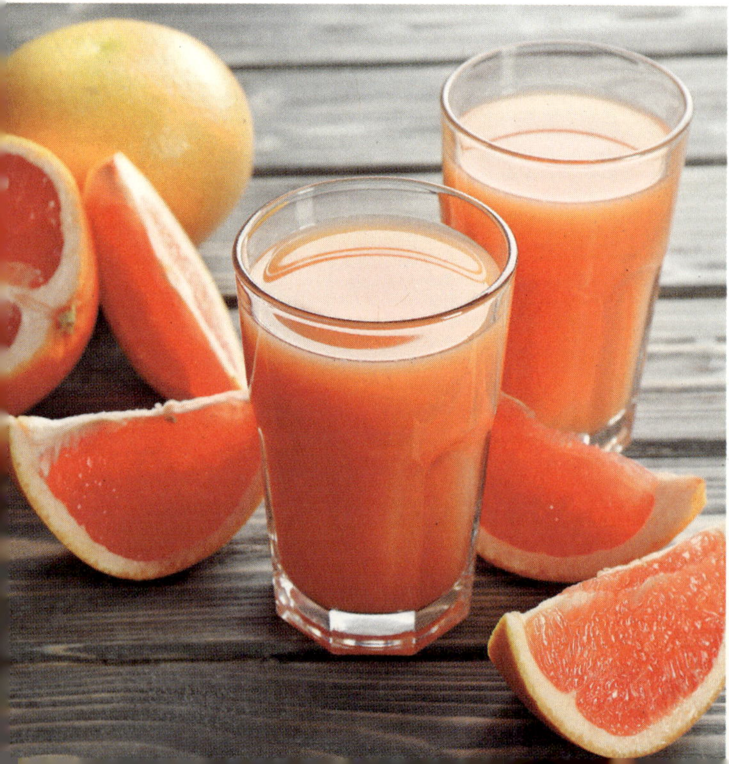

Melonen-Pflaumen-Saft mit Brennnessel & Löwenzahn

Fertige Säfte oder Zutaten für etwa ...

150 ml Melonensaft
50 ml Pflaumensaft
40 ml Brennnesselsaft
20 ml Löwenzahnsaft

1 Das Fruchtfleisch aus der Melone lösen. (Bioware kann mit Schale und Kernen entsaftet werden!)

2 Die Pflaumen waschen und entsteinen.

3 Brennnessel und Löwenzahn waschen, putzen und in Stücke schneiden.

4 Melone, Pflaumen, Brennnesseln und Löwenzahn nacheinander entsaften und die Säfte mischen.

Möhrensaft mit Rote Bete & Apfel

Fertige Säfte oder Zutaten für etwa ...

150 ml Möhrensaft
100 ml Apfelsaft
50 ml Rote-Bete-Saft
Dazu 2–3 Tropfen kalt gepresstes Pflanzenöl

1 Die Möhren, den Apfel und die Rote Bete waschen, putzen und in Stücke schneiden.

2 Obst und Gemüse nacheinander entsaften.

3 Die Säfte unter Zugabe von Öl mischen.

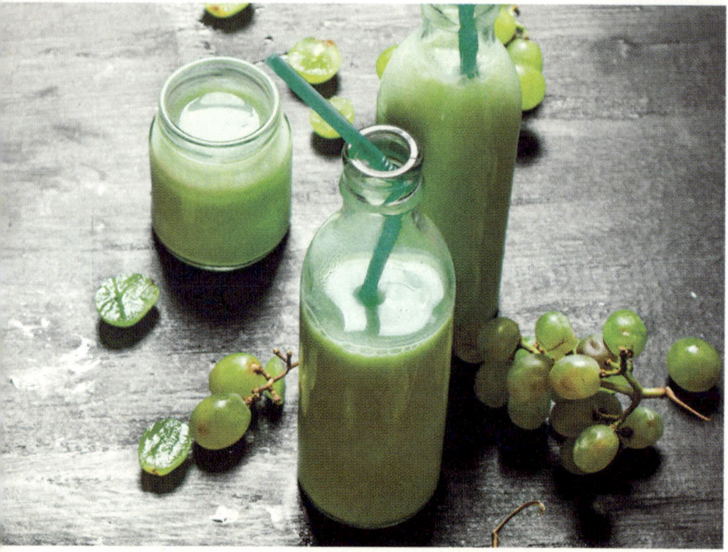

Sauerkraut-Smoothie mit Birne & Weintrauben

200 g kernlose Weintrauben
1 Birne
250 g mildes Sauerkraut
Wasser nach Bedarf

1 Weintrauben waschen und von den Stängeln zupfen.
2 Die Birne waschen, vierteln und das Kerngehäuse entfernen.
3 Weintrauben mit den Birnenstücken und dem (ungewaschenen) Sauerkraut mischen und fein pürieren.
4 Nach Bedarf mit Wasser bis zur gewünschten Konsistenz auffüllen.

Spitzkohlsaft mit Radieschen, Schnittlauch & Zitrone

Fertige Säfte oder Zutaten für etwa ...

125 ml Spitzkohlsaft
50 ml Radieschensaft
20 ml Schnittlauchsaft
2 EL Zitronensaft

1 Den Spitzkohl, die Radieschen und den Schnittlauch waschen, putzen und in Stücke schneiden.

2 Nacheinander entsaften, die Säfte mit Zitronensaft mischen.

INFO

VERDÜNNT IST MEHR

Manche Fastenexperten raten dazu, die Säfte nicht pur, sondern stets verdünnt (mit der doppelten Menge kohlesäurearmem Mineralwasser) zu trinken, damit die Nährstoffe aus dem Saft nicht zu schnell in den Organismus gelangen.

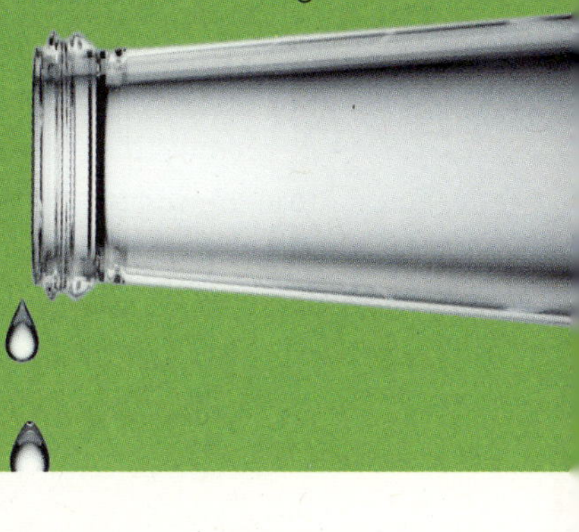

Fastensäfte für den Winter

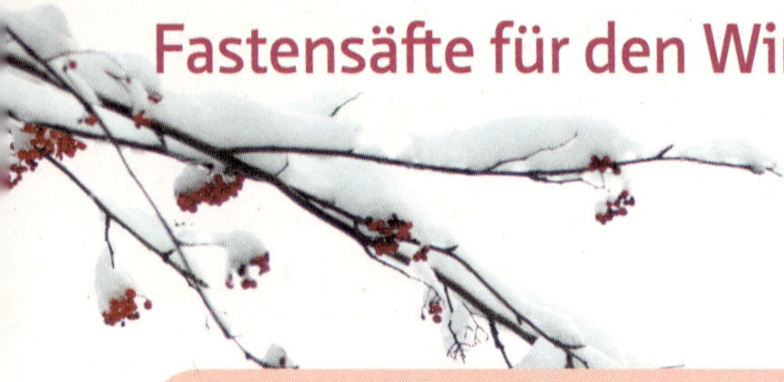

Informationen zum Saftfasten im Winter finden Sie ab Seite 109.

Als Faustregel gilt:
Sie brauchen etwa 200 Gramm Obst und Gemüse für 100 Milliliter Saftausbeute.

Chinakohl-Feigen-Smoothie mit Zitronenjoghurt

200 g Chinakohl
2 frische Feigen
½ Zitrone
200 g Joghurt

1 Die Chinakohlblätter waschen und grob zerkleinern.
2 Die frischen Feigen waschen und in Stücke schneiden.
3 Den Saft der halben Zitrone auspressen.
4 Chinakohl, Feigen und Joghurt mit Zitronensaft mischen und zu einem cremigen Smoothie pürieren.

Tipp: Anstelle der frischen Feigen können Sie auch vier getrocknete Früchte verwenden.

Melonensaft mit Gurke & Endivien

Fertige Säfte oder Zutaten für etwa …

150 ml Melonensaft
100 ml Gurkensaft
50 ml Endiviensaft

1 Das Fruchtfleisch aus der Melone lösen. (Bioware kann mit Schale und Kernen entsaftet werden!)

2 Die Salatgurke und die Endivienblätter waschen, putzen und in Stücke schneiden.

3 Melone, Gurke und Endivien nacheinander entsaften und die Säfte mischen.

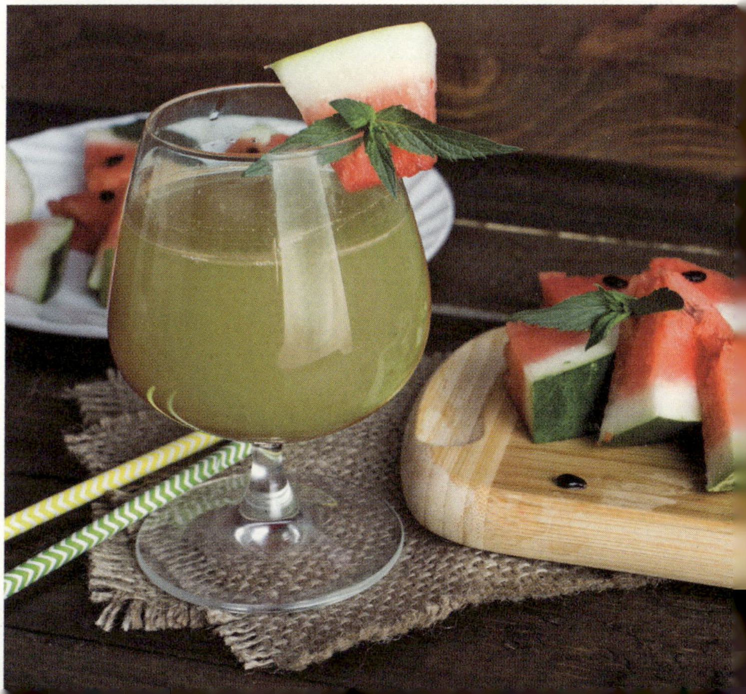

Papaya-Orangen-Smoothie mit Feldsalat & Kokosmilch

1 Papaya
1 Orange
1 Handvoll Feldsalat
Etwas Kokosmilch

1 Papaya und Orange schälen und zerteilen, eventuell vorhandene Kerne entfernen.

2 Den Feldsalat waschen und zusammen mit dem Fruchtfleisch der Papaya und Orange fein pürieren.

3 Den Smoothie mit Kokosmilch bis zur gewünschten Konsistenz auffüllen.

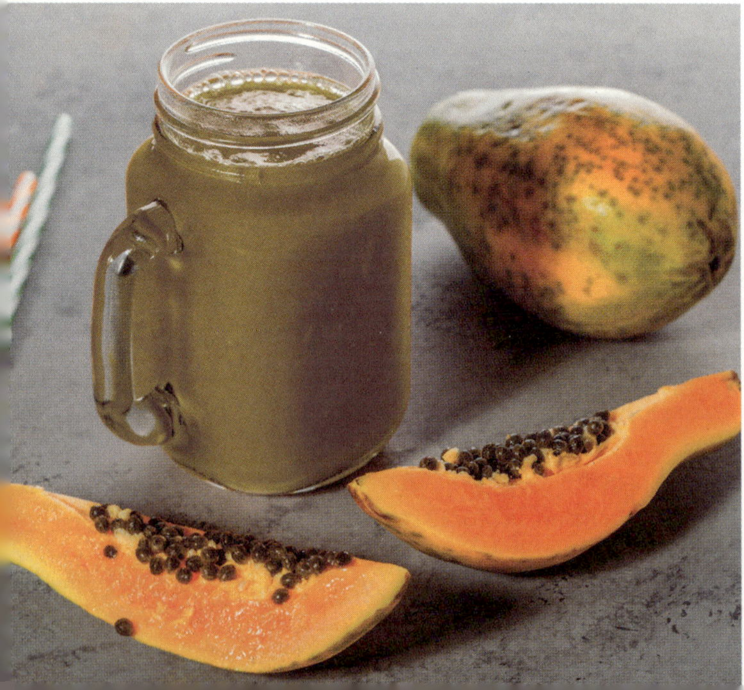

Orangensaft mit Kiwi & Grünkohl

Fertige Säfte oder Zutaten für etwa ...

160 ml Orangensaft
50 ml Kiwisaft
50 ml Grünkohlsaft

1 Die Orange schälen und zerteilen. Eventuell vorhandene Kerne entfernen.

2 Kiwi und Grünkohl waschen, putzen und in Stücke schneiden.

3 Orange, Kiwi und Grünkohl nacheinander entsaften und die Säfte mischen.

TIPP

Reinigen Sie naturgedüngte Biokost besonders gründlich, um sicherzugehen, dass keine gesundheitsschädlichen Bakterien, Pilze oder andere Parasiten wie Spulwürmer in die Smoothies gelangen.

Wirsing-Smoothie mit Banane, Sanddorn & Buttermilch

1 halber Wirsingkopf
1 Banane
3 EL Sanddorndicksaft
Etwa 100 ml Buttermilch

1 Wirsingblätter waschen, putzen und grob zerteilen.

2 Banane schälen, in Stücke schneiden.

3 Alle Zutaten mischen und fein pürieren.

4 Nach Bedarf Buttermilch zugießen.

Zucchini-Gurken-Saft mit Orange & Ingwer

Fertige Säfte oder Zutaten für etwa ...

100 ml Zucchinisaft
100 ml Gurkensaft
60 ml Orangensaft

Dazu 1 TL frisch geriebener oder ½ TL getrockneter Ingwer

1 Zucchini und Gurke waschen, putzen und in Stücke schneiden.

2 Die Orange schälen und zerteilen. Eventuell vorhandene Kerne entfernen.

3 Zucchini, Gurke und Orange nacheinander entsaften.

4 Die Säfte unter Zugabe von Ingwer mischen.

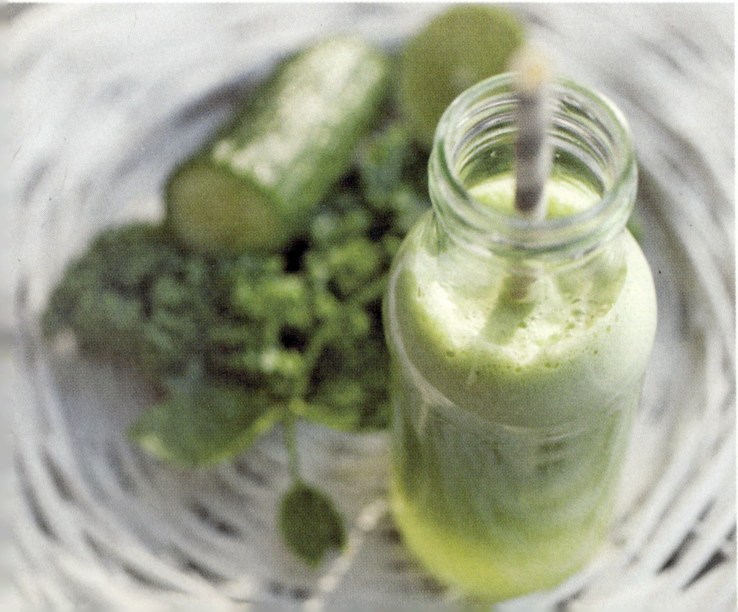

Das beste Wochenend-Programm für jede Jahreszeit

Frühling

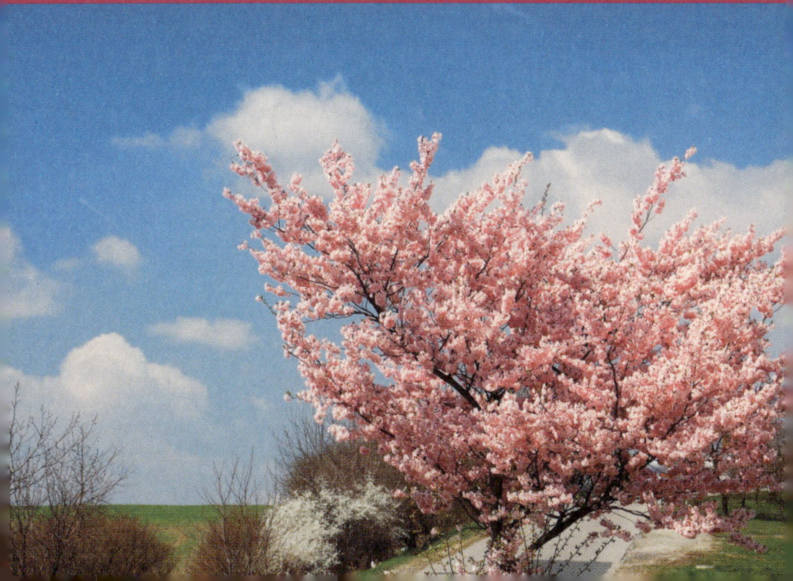

Saftfasten im Frühling

Mit naturreinen Säften aus frisch gepressten Früchten und Gemüsen aktivieren Sie den gesamten Stoffwechsel und unterstützen den Körper dabei, Giftstoffe und schädliche Ablagerungen loszuwerden. So kommen Sie nach der kalten Jahreszeit schnell wieder in Hochform.

Frühjahrsputz für den Körper

Die ideale Zeit, den Körper sanft zu entgiften und zu entschlacken, ist das Frühjahr. Denn jetzt können Sie mit Säften aus frisch geernteten Kräutern, aus saftigen Früchten und jungem Gemüse die träge Verdauung und Ausscheidung sanft anregen. Die geballte Ladung an Vitaminen, Mineralstoffen und wertvollen Pflanzensubstanzen, die Sie mit den naturreinen Säften aufnehmen, sorgt dafür, dass Giftstoffe und Schlacken schneller aus dem Körper geschwemmt werden.

Zu den Klassikern jeder Frühjahrskur gehören Spargel, Radieschen, Kresse oder Fenchel. Ebenso Möhren und Spinat. Diese Gemüse lassen sich im Nu zu Säften verarbeiten, die sich zudem mit wild wachsenden Kräutern wie Sauerampfer oder Bärlauch bestens vertragen.

Gut zu ergänzen sind die Saftmischungen mit fertigen Frischpflanzensäften, beispielsweise aus Löwenzahn, Birkenblättern oder Brennnesseln, die mild entgiftend, entwässernd und stoffwechselregulierend auf Magen, Darm, Galle sowie Bauchspeicheldrüse wirken.

INFO

GUTE GRÜNDE FÜR EINE ENTSCHLACKUNGSKUR

- Sind Sie im Frühling eher müde als munter?
- Sind Sie häufig gereizt, nervös und unkonzentriert?
- Kommen Sie leicht ins Schwitzen?
- Sind Sie besonders anfällig für Infekte?
- Haben Sie öfter Herzbeschwerden?
- Ist Ihr Blutdruck schon längere Zeit zu hoch?
- Geht Ihnen schnell die Puste aus?
- Müssen Sie öfter sauer aufstoßen?
- Haben Sie mitunter schlechten Mundgeruch?
- Liegen Ihnen manche Speisen schwer im Magen?
- Leiden Sie unter starken Blähungen?
- Haben Sie häufig Durchfall oder Verstopfung?
- Schwankt Ihr Körpergewicht ständig?
- Haben Sie Probleme mit Ihrer Haut?
- Verspüren Sie öfter ein Kribbeln in Armen und Beinen?
- Leiden Sie unter Schlafstörungen?
- Haben Sie unerklärliche Angstzustände?

Wenn Sie eine oder sogar mehrere Fragen mit Ja beantworten, sollten Sie schon bald mit der Entschlackungskur beginnen.

Frische Luft für die Lungen

Temperaturen über null Grad und Sonnenschein: Das sind gute Bedingungen, die Atemwege nach den langen Wintermonaten wieder frei zu bekommen und die Sauerstoffaufnahme zu erhöhen: Machen Sie täglich

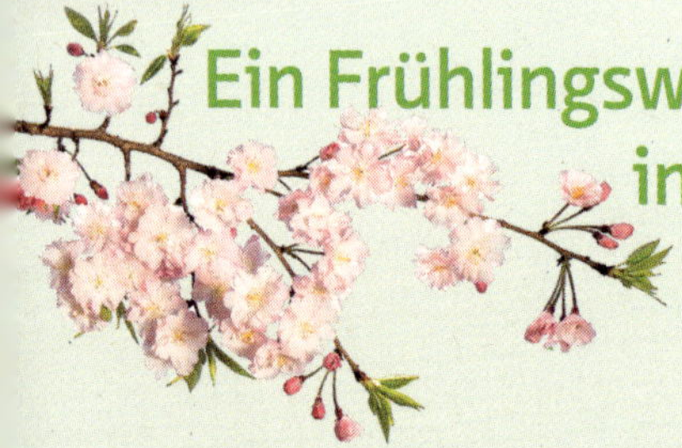

Ein Frühlingswochenende im Überblick

Samstag

Nach dem Aufstehen: Körpermassage (→ Seite 80)
Am Morgen: Ananassaft mit Radieschen & Löwenzahn (→ Seite 75)
Am Vormittag: flotter Spaziergang (→ Seite 80)
Am Mittag: Apfel-Fenchel-Saft mit Artischocke (→ Seite 76)
Am Nachmittag: Leberpackung (→ Seite 80)
Am Abend: Mangold-Grapefruitsaft mit Rote Bete (→ Seite 76)
Vor dem Zubettgehen: Schenkelguss (→ Seite 80)

Sonntag

Nach dem Aufstehen: wechselwarm duschen (→ Seite 81)
Am Morgen: Kiwi-Papaya-Saft mit Schwarzer Johannisbeere & Spargel (→ Seite 77)

einen flotten Spaziergang an der klaren Frühlingsluft. Dabei lässt sich eine tiefere, langsamere und entspannte Atmung trainieren und so die Vitalkapazität der Lungen steigern. Das wirkt sich nicht nur auf die körperliche Fitness aus, es steigert auch das seelische Wohlbefinden.

Am Vormittag: Radfahren (→ Seite 81)
Am Mittag: Paprika-Tomaten-Saft mit Bärlauch (→ Seite 78)
Am Nachmittag: Gesichtsguss (→ Seite 81)
Am Abend: Möhren-Sellerie-Saft mit Spinat & Kresse (→ Seite 79)
Vor dem Zubettgehen: schlafförderndes Fußbad (→ Seite 81)

INFO

SIE ENTSCHEIDEN!

Es gilt seit Pfarrer Kneipp als altbewährte Kur-Regel, dass wechselwarme Anwendungen immer warm beginnen und kalt enden sollten. Doch verlassen Sie sich auf Ihr eigenes Gespür. Wenn Sie lieber mit einem wohlig warmen Gefühl die Prozedur beenden, dann ist das völlig in Ordnung. Die wechselnden Temperaturen haben so oder so ihre durchblutungsfördernden Effekte, regen den Lymphfluss und Stoffwechsel an.

Einkaufsliste für das Frühlingswochenende

Orientieren Sie sich bei den Mengen daran, wie groß die Ausbeute Ihres Entsafters ist. Diese kann von Gerät zu Gerät und je nach Erntequalität stark schwanken und liegt zwischen etwa 50 und 80 Prozent. Die Gewichtsangaben sind für eine Saftausbeute von 50 Prozent berechnet.

- ½ Ananas (etwa 250 g)
- 1–2 Äpfel (etwa 250 g)
- 20 ml fertiger Artischocken-Press-Saft
- 2 Handvoll Bärlauchblätter (etwa 40 g)
- 1 Knolle Fenchel (etwa 250 g)
- 1 Grapefruit (etwa 250 g)
- 2 Kiwis (etwa 200 g)
- 1–2 Kästchen Kresse (etwa 40 g)
- 2 Handvoll Löwenzahnblätter (etwa 40 g)
- ½ Staude Mangold (etwa 250 g)
- 2 Möhren (etwa 250 g)
- ½ Papaya (etwa 200 g)
- ½ rote Paprikaschote, ½ gelbe Paprikaschote (je etwa 125 g)
- ½ Bund Radieschen (etwa 100 g)
- 1 kleine Knolle Rote Bete (etwa 100 g)
- 1–2 Handvoll Schwarze Johannisbeeren (etwa 100 g)
- ½ Staude Stangensellerie (etwa 200 g)
- 20 ml fertiger Spargel-Press-Saft
- 2 Handvoll Spinat (etwa 100 g)
- 2 große Tomaten (etwa 250 g)

Rezepte für das Frühlingswochenende

Manche Pflanzensäfte sind wegen ihrer Bitterstoffe nicht jedermanns Sache. Sollte Ihnen ein Saftcocktail nicht behagen, dann können Sie ihn nach Belieben variieren. Oder Sie trinken nur eine Saftsorte über den Tag verteilt. Jede Zutat hat ihre besonderen fastentauglichen Eigenschaften. Frischpflanzen-Press-Säfte erhalten Sie zum Beispiel im Reformhaus, im Bioladen oder in der Apotheke.

Ananassaft mit Radieschen & Löwenzahn

Fertige Säfte oder Zutaten für etwa ...

125 ml Ananassaft
50 ml Radieschensaft
20 ml Löwenzahnsaft

1 Die Ananas schälen und in Stücke schneiden.
2 Die Radieschen waschen und putzen.
3 Die Löwenzahnblätter waschen.
4 Ananas, Radieschen und Löwenzahn nacheinander entsaften und die Säfte mischen.

Tipp: Anstelle von Radieschen können Sie auch Rettich verwenden.

Apfel-Fenchel-Saft mit Artischocke

Fertige Säfte oder Zutaten für etwa ...

125 ml Apfelsaft
125 ml Fenchelsaft
20 ml Artischocken-Press-Saft

1 Die Äpfel waschen, vierteln und das Kerngehäuse entfernen.

2 Den Fenchel waschen und in Stücke schneiden.

3 Die Äpfel und den Fenchel nacheinander entsaften.

4 Den Apfelsaft, den Fenchelsaft und den fertigen Artischockensaft mischen.

Mangold-Grapefruit-Saft mit Roter Bete

Fertige Säfte oder Zutaten für etwa ...

125 ml Mangoldsaft
125 ml Grapefruitsaft
50 ml Rote-Bete-Saft

1 Den Mangold waschen und putzen.

2 Die Grapefruit schälen und zerteilen.

3 Die Rote Bete waschen, putzen und in Stücke schneiden.

4 Mangold, Grapefruit und Rote Bete nacheinander entsaften und die Säfte mischen.

Kiwi-Papaya-Saft mit Schwarzer Johannisbeere & Spargel

Fertige Säfte oder Zutaten für etwa ...

100 ml Kiwisaft
100 ml Papayasaft
50 ml Schwarzer Johannisbeer-Saft
20 ml Spargel-Press-Saft

1 Die Kiwis schälen und in Stücke schneiden.

2 Die Papaya schälen, die Kerne entfernen und das Fruchtfleisch in Stücke schneiden.

3 Die Johannisbeeren waschen und von den Stielen zupfen.

4 Die Früchte nacheinander entsaften.

5 Die Obstsäfte und den fertigen Spargelsaft mischen.

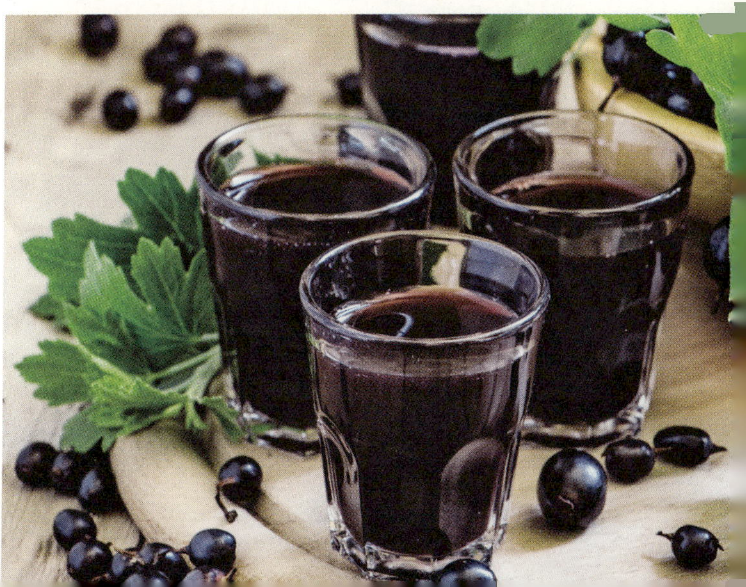

Paprika-Tomaten-Saft mit Bärlauch

Fertige Säfte oder Zutaten für etwa ...

125 ml Paprikasaft
125 ml Tomatensaft
20 ml Bärlauchsaft

1 Rote und gelbe Paprika waschen, in Stücke schneiden und die Kerne entfernen.

2 Tomaten waschen, zerteilen, grünen Stielansatz entfernen.

3 Die Bärlauchblätter waschen.

4 Paprika, Tomaten und Bärlauch nacheinander entsaften und die Säfte mischen.

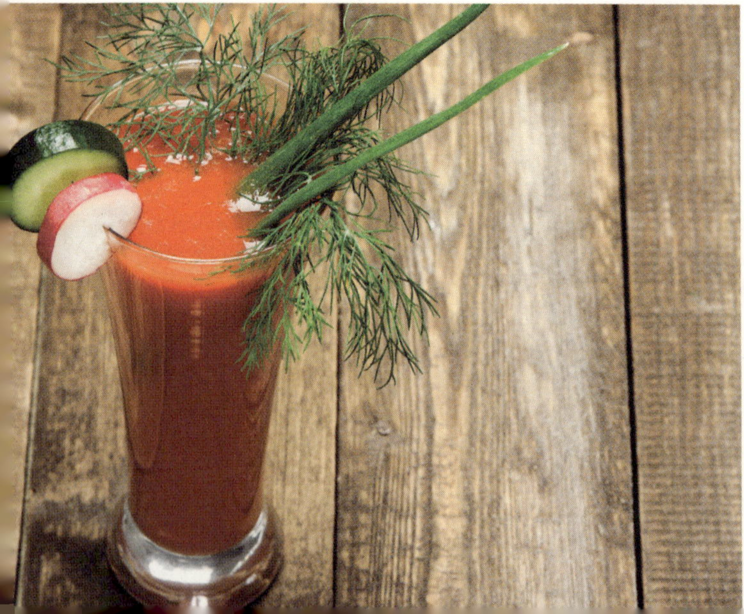

Möhren-Sellerie-Saft mit Spinat & Kresse

Fertige Säfte oder Zutaten für etwa ...

125 ml Möhrensaft
100 ml Selleriesaft
50 ml Spinatsaft
20 ml Kressesaft

1 Die Möhren und den Stangensellerie waschen, putzen und in Stücke schneiden.

2 Den Spinat verlesen und waschen.

3 Die Kresseblättchen mit einer Küchenschere abschneiden.

4 Möhren, Sellerie und Kresse nacheinander entsaften und die Säfte mischen.

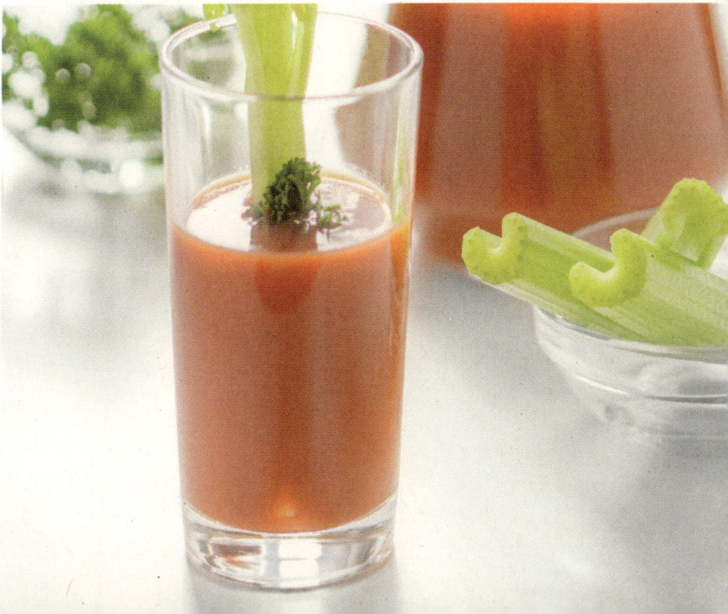

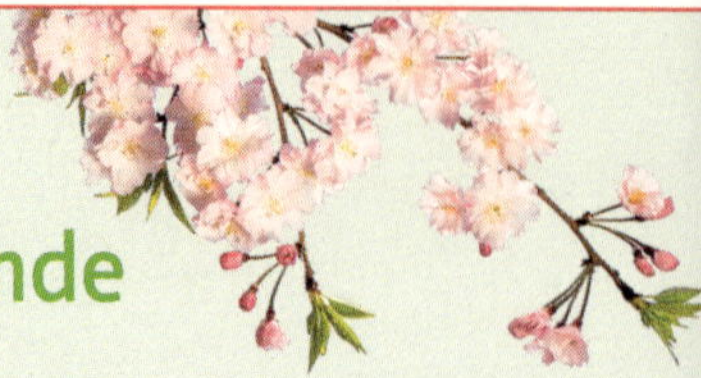

Wellness am Frühlingswochenende

Entspannen Sie sich. Aber bewegen Sie sich auch viel. Am besten an der frischen Frühlingsluft. Das verbrennt zusätzlich Fett und kräftigt die Muskulatur.

Samstag

Nach dem Aufstehen: rubbeln und massieren

Eine kleine Abreibung weckt die müden Lebensgeister: Massieren Sie Ihre Füße und Beine, dann die Arme, zum Schluss den Bauch und den Oberkörper – immer in Richtung Herz –, bis sich die Haut leicht rötet.

Vormittags: spazieren gehen

Tun Sie etwas für Herz und Kreislauf – bereits mit einem halbstündigen flotten Spaziergang regen Sie Ihren Stoffwechsel an. So werden Gifte schneller aus dem Blut transportiert.

Nachmittags: eine Leberpackung

Gönnen Sie sich eine halbe Stunde Ruhe. Legen Sie sich hin, packen Sie sich eine Wärmflasche oder ein Heizkissen auf den rechten Oberbauch. Das fördert die Durchblutung der Leber und den Entgiftungsprozess.

Vor dem Zubettgehen: Schenkelguss

Das wirkt beruhigend und blutdrucksenkend: Begießen Sie erst Ihr rechtes, dann das linke Bein von unten nach oben bis zum Po mit kaltem Wasser. Trocknen Sie sich danach nicht ab, sondern streifen Sie das Wasser nur mit den Händen ab. So bleibt der Kältereiz länger erhalten.

Sonntag

Nach dem Aufstehen: wechselwarm duschen

Das bringt den Kreislauf so richtig in Schwung: Duschen Sie erst einige Minuten warm, dann abwechselnd warm und kalt. Hören Sie mit einer kalten Dusche auf.

Vormittags: Radfahren

Unternehmen Sie eine schöne Radtour. Ausgiebiges Radeln wirkt wie eine angenehme Sauerstoffdusche. Durch die Bewegung werden bestimmte Hormone ausgeschüttet, wie etwa das Glückshormon Serotonin, das für gute Laune sorgt.

Nachmittags: Gesichtsguss

Ein kühler »Gesichtsguss« vertreibt die Frühjahrsmüdigkeit und allgemeine Mattigkeit. Lassen Sie den Wasserstrahl kreisend von der Schläfe bis zur Wange und vom Kinn bis zur Stirn, dann über das ganze Gesicht laufen.

Vor dem Zubettgehen: schlafförderndes Fußbad

Tauchen Sie beide Beine bis kurz unters Knie in kaltes Wasser. Nehmen Sie die Beine spätestens nach einer Minute heraus, und wärmen Sie sich durch Bewegen auf. Solch ein kaltes Fußbad ist nicht nur ein Kneipp-Kur-Klassiker bei Schlafstörungen, es bringt überdies die körpereigenen Abwehrkräfte in Stellung.

Das beste Wochenend-Programm für jede Jahreszeit

Sommer

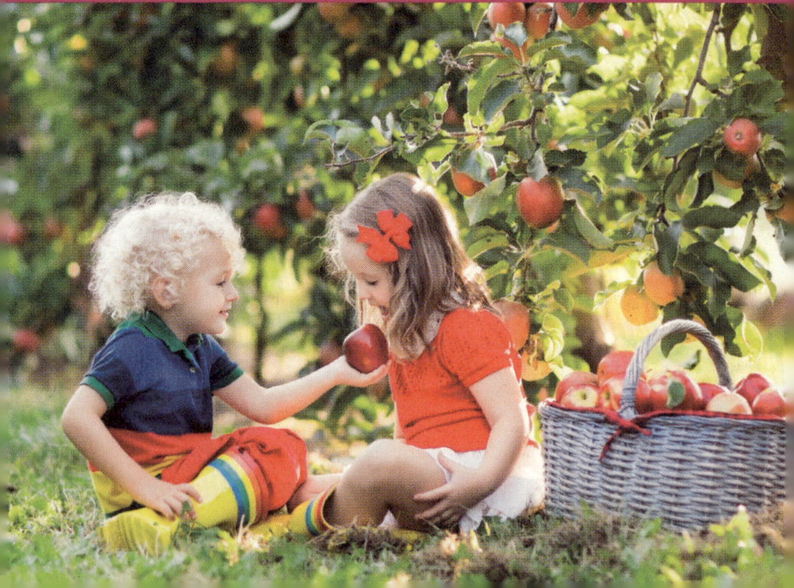

Saftfasten im Sommer

Die Auswahl an frischem Obst und Gemüse mit verdauungsfördernden Eigenschaften ist im Sommer riesig. So können Sie Ihrem Körper mit selbst zubereiteten Säften und leckeren Smoothies alles geben, was er für ein sanftes Entschlackungswochenende braucht.

Nutzen Sie die sommerfrische Vielfalt

In der warmen Jahreszeit fällt es vielen leichter, den eigenen Körper wieder fit zu machen und den Organismus während eines Wochenendes schonend von schädlichem Ballast zu befreien. Bei Hitze ist der Hunger nicht so ausgeprägt, dafür ist das Bedürfnis groß, etwas zu trinken, was sich mit den bekömmlichen Entschlackungssäften, klarem Wasser und Kräutertees bequem stillen lässt. Das Angebot an reifen Gemüsen und Früchten der Saison ist so vielfältig, dass es Freude macht, abwechslungsreiche Cocktails oder leckere Smoothies mit verdauungsfördernden Zutaten selbst zu kreieren.

TIPP

Auch Wasser und Tee trinken

Um Nieren und Blase gut durchzuspülen, ist es gerade bei der Hitze im Sommer wichtig, ans Trinken zu denken. Konsumieren Sie über den Tag verteilt ausreichend Mineralwasser oder ungezuckerten Kräutertee.

Geeignete Zutaten für die Sommersäfte

Die heimischen wie auch die exotischen Früchte strotzen nur so vor bioaktiven Stoffen. Greifen Sie dennoch mehr nach frischem Gemüse und Kräutern, wenn Sie Ihre Mixgetränke herstellen. Die süßen Früchtchen belasten die

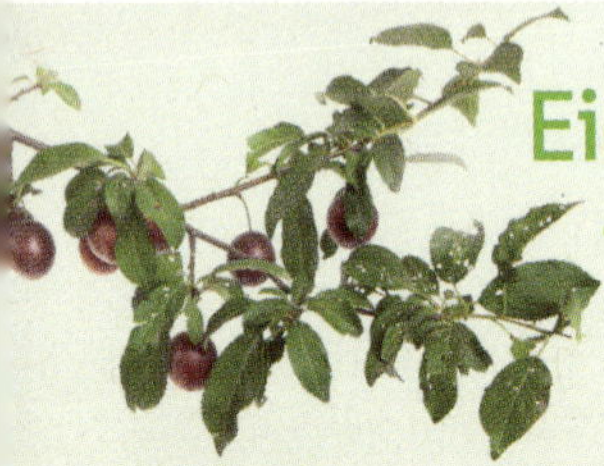

Ein Sommerwochenende im Überblick

Samstag

Nach dem Aufstehen: Dehn- und Streckübungen (→ Seite 92)
Am Morgen: Erdbeer-Melonen-Smoothie mit Roter Bete & Walnuss (→ Seite 88)
Am Vormittag: belebender Armguss (→ Seite 92)
Am Mittag: Kirsch-Heidelbeer-Smoothie mit Kefir & Sonnenblumenkernen (→ Seite 89)
Am Nachmittag: Entspannungsübung (→ Seite 92)
Am Abend: Gurken-Möhren-Saft mit Brennnessel (→ Seite 88)
Vor dem Zubettgehen: kalte Waschung (→ Seite 92)

Sonntag

Nach dem Aufstehen: Wassertreten (→ Seite 93)
Am Morgen: Kiwi-Apfel-Smoothie mit Sellerie & Avocado (→ Seite 89)

Kalorienbilanz zu sehr. Ein wenig kalt gepresstes Raps-, Oliven- oder Weizenkeimöl, ein paar Nüsse, etwas Kefir oder Kokosmilch sind dagegen als stoffwechsel- und verdauungsfördernde Zutaten in der einen oder anderen Saftmischung durchaus willkommen.

Am Vormittag: schwimmen (→ Seite 93)
Am Mittag: Mango-Ananas-Smoothie mit Topinambur, Kokosmilch und Zitrone (→ Seite 90)
Am Nachmittag: kalter Armwickel (→ Seite 93)
Am Abend: Brombeer-Trauben-Fenchel-Smoothie mit Reismilch & Feige (→ Seite 91)
Vor dem Zubettgehen: Entspannungsbad (→ Seite 93)

INFO

GEHEN SIE AN DIE LUFT!

Das Schöne an diesem sommerlichen Wochenende ist, dass Sie sich nach Herzenslust im Freien aufhalten können. Gehen Sie einfach spazieren, schwimmen Sie, oder fahren Sie mit dem Rad – sofern die Sommerhitze das zulässt. Wenn Sie sich ausdauernd bewegen, kurbelt das den Kreislauf an, und es werden Giftstoffe über die Haut und Atmung ausgeleitet.

Einkaufsliste für das Sommerwochenende

Die meisten Früchte und Gemüse können Sie jetzt pflückfrisch kaufen. Die in den Rezepten verwendeten Frischpflanzensäfte bekommen Sie im Handel, zum Beispiel im Bioladen oder im Reformhaus.

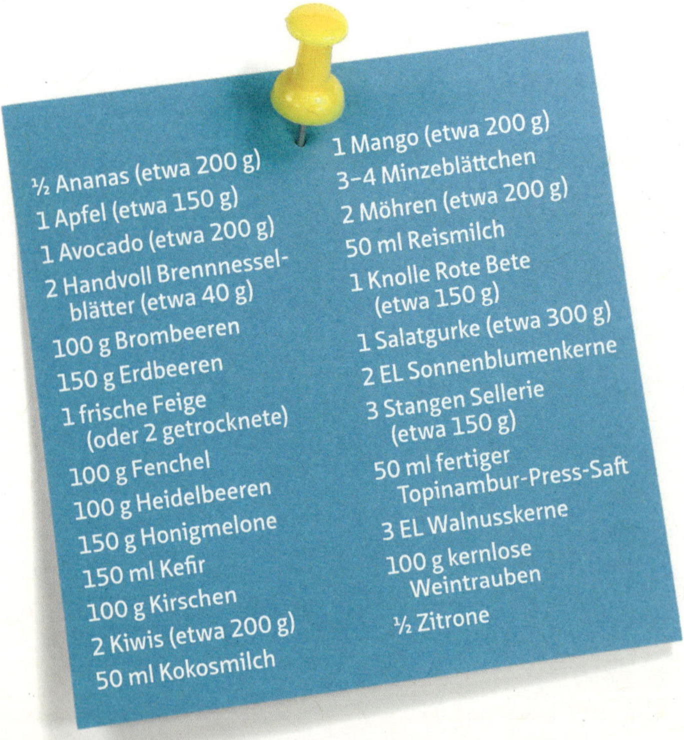

- ½ Ananas (etwa 200 g)
- 1 Apfel (etwa 150 g)
- 1 Avocado (etwa 200 g)
- 2 Handvoll Brennnesselblätter (etwa 40 g)
- 100 g Brombeeren
- 150 g Erdbeeren
- 1 frische Feige (oder 2 getrocknete)
- 100 g Fenchel
- 100 g Heidelbeeren
- 150 g Honigmelone
- 150 ml Kefir
- 100 g Kirschen
- 2 Kiwis (etwa 200 g)
- 50 ml Kokosmilch
- 1 Mango (etwa 200 g)
- 3–4 Minzeblättchen
- 2 Möhren (etwa 200 g)
- 50 ml Reismilch
- 1 Knolle Rote Bete (etwa 150 g)
- 1 Salatgurke (etwa 300 g)
- 2 EL Sonnenblumenkerne
- 3 Stangen Sellerie (etwa 150 g)
- 50 ml fertiger Topinambur-Press-Saft
- 3 EL Walnusskerne
- 100 g kernlose Weintrauben
- ½ Zitrone

Rezepte für das Sommerwochenende

Probieren Sie es aus und kombinieren Sie verschiedene Säfte. Viele Obst- und Gemüsesorten harmonieren mit Kokos-, Mandel- oder Sojamilch. Auch mit verdauungsfördernden Sauermilchprodukten wie Joghurt, Kefir oder Trinkmolke lassen sich die gesunden Sommer-Smoothies fabelhaft ergänzen. Nüsse und Kerne bringen zusätzliche Vitamine und Ballaststoffe.

INFO

MOLKE KURBELT DIE VERDAUUNG AN

Die Inhaltsstoffe der grünlich-gelben Flüssigkeit regenerieren die Darmflora und helfen, Giftstoffe auszuschwemmen. Gleichzeitig versorgt Molke den Körper mit viel Kalium, Kalzium, B-Vitaminen, Milchzucker und hochwertigem Eiweiß.

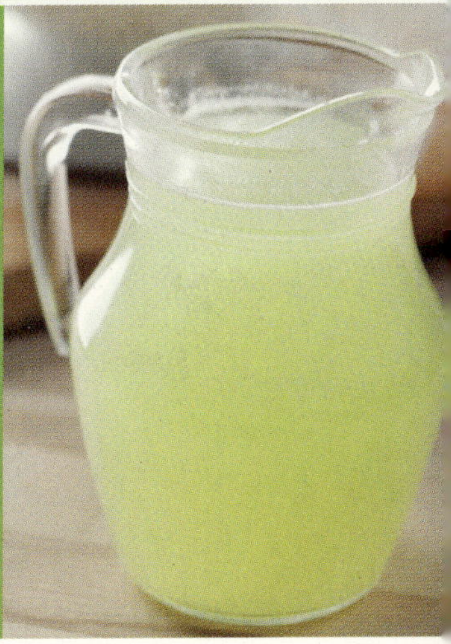

Erdbeer-Melonen-Smoothie mit Rote Bete & Walnuss

150 Gramm Erdbeeren
1 Rote Bete
150 Gramm Honigmelone
3 EL Walnusskerne

1 Erdbeeren und Rote Bete waschen und putzen.
2 Melone schälen, Kerne entfernen.
3 Alle Zutaten zusammen mit den Walnüssen pürieren.

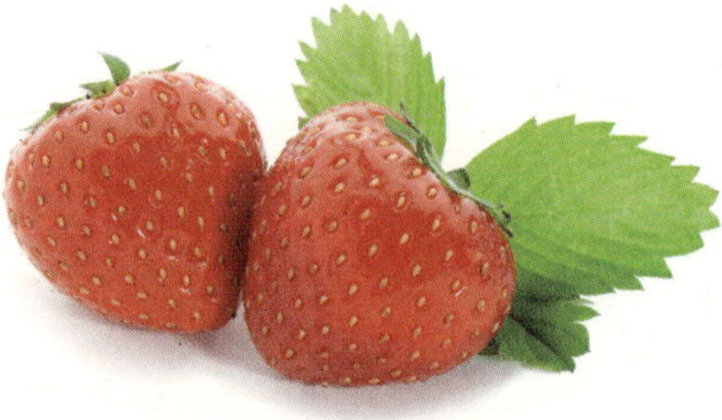

Gurken-Möhren-Saft mit Brennnessel

Fertige Säfte oder Zutaten für etwa …

150 ml Gurkensaft
100 ml Möhrensaft
20 ml Brennnesselsaft

1 Die Salatgurke und die Möhren waschen, putzen und grob zerkleinern.
2 Frische Brennnesselblätter waschen.
3 Gurken, Möhren und Brennnesselblätter nacheinander entsaften und die Säfte mischen.

Kirsch-Heidelbeer-Smoothie mit Kefir & Sonnenblumenkernen

100 g Kirschen
100 g Heidelbeeren
150 ml Kefir
2 EL Sonnenblumenkerne

1 Kirschen waschen und entsteinen.

2 Die Heidelbeeren waschen und von den Stielen zupfen.

3 Kirschen, Heidelbeeren, Kefir und Sonnenblumenkerne mischen und fein pürieren.

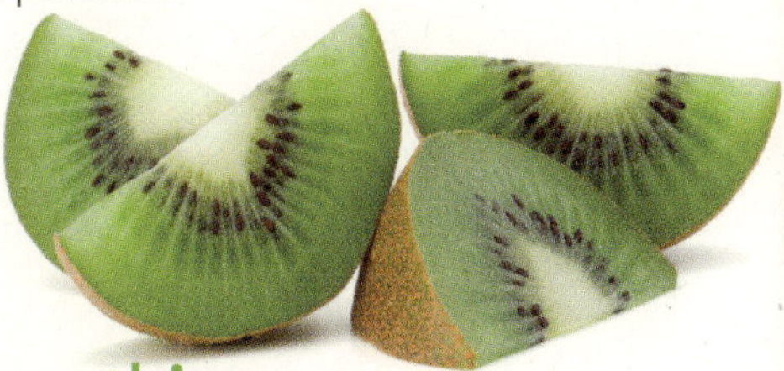

Kiwi-Apfel-Smoothie mit Sellerie & Avocado

2 Kiwis
1 Apfel
1 Avocado
3 Selleriestangen
3–4 Minzeblättchen

1 Kiwis schälen, den Apfel waschen, zerteilen und das Kerngehäuse entfernen.

2 Fruchtfleisch aus der Avocado löffeln und den Sellerie klein schneiden.

3 Alle Zutaten gut pürieren und den Smoothie mit Minzeblättchen bestreuen.

Mango-Ananas-Smoothie mit Topinambur, Kokosmilch & Zitrone

1 Mango
½ Ananas
½ Zitrone
50 ml Topinambur-Press-Saft
50 ml Kokosmilch

1 Die Mango schälen und das Fruchtfleisch vom Kern lösen.

2 Die halbe Ananas schälen und in Stücke schneiden.

3 Den Saft der halben Zitrone auspressen.

4 Das Mango-Fruchtfleisch mit den Ananasstücken pürieren.

5 Den fertigen Topinambursaft mit dem Püree, der Kokosmilch und dem Zitronensaft mischen.

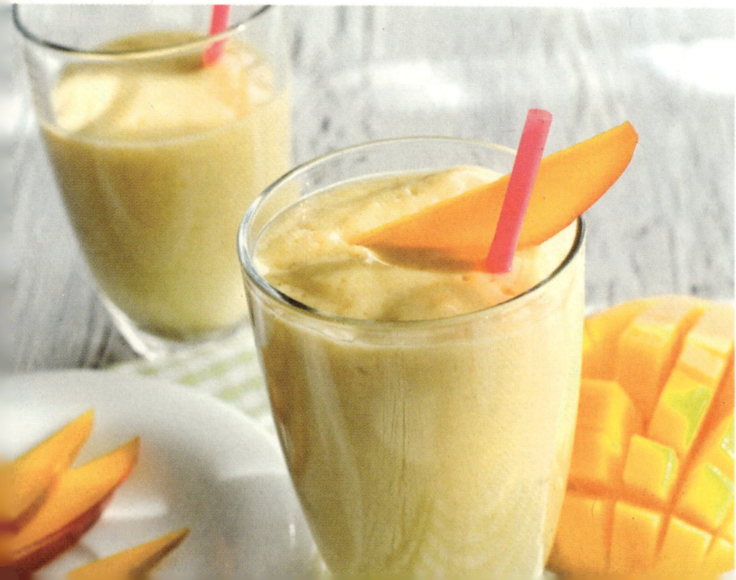

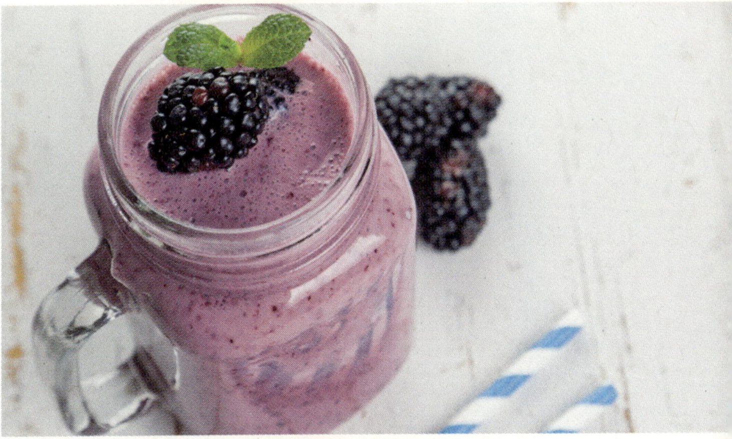

Brombeer-Trauben-Fenchel-Smoothie mit Reismilch & Feige

100 g Brombeeren
100 g kernlose Weintrauben
100 g Fenchel
1 frische Feige
50 ml Reismilch

1 Die Brombeeren und die Trauben waschen und von den Stängeln zupfen.

2 Den Fenchel und die Feige waschen und in Stücke schneiden.

3 Brombeeren, Trauben, Fenchel, Feige und Reismilch mischen und zu einem cremigen Smoothie pürieren.

Tipp: Anstelle der frischen Feige können Sie auch zwei getrocknete Früchte verwenden. Die Brombeeren können Sie durch Stachelbeeren, Johannisbeeren oder andere Beeren der Saison ersetzen.

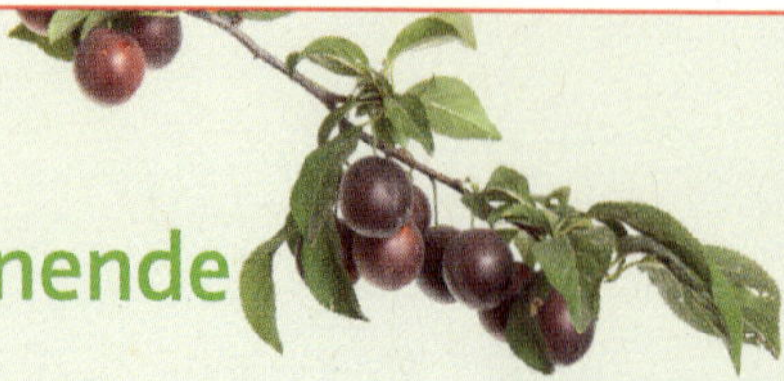

Wellness am Sommerwochenende

Bewegen Sie sich möglichst viel im Wasser. Schwimmen oder Aquajogging aktiviert Herz, Atmung und Kreislauf – und kurbelt den müden Stoffwechsel tüchtig an.

Samstags

Nach dem Aufstehen: Dehn- und Streckübungen

Beginnen Sie den Tag mit einem sanften Stretching. Rekeln und strecken Sie sich im Freien oder am offenen Fenster. Das lockert verspannte Muskeln und macht fit.

Vormittags: belebender Armguss

Das belebt: Lassen Sie kaltes Wasser von der rechten Hand über den Handrücken aufwärts bis zum Schulterblatt und dann über die Innenseite abwärts laufen.

Nachmittags: Entspannungsübung

Entspannen Sie sich. Setzen Sie sich bequem auf einen Stuhl. Die Arme liegen locker auf den Oberschenkeln. Lassen Sie den Kopf nach vorn sinken. Verharren Sie so eine Weile, und atmen Sie dabei tief und gleichmäßig ein und aus.

Vor dem Zubettgehen: kalte Waschung

Waschen Sie die untere Hälfte Ihres Körpers mit kaltem Wasser. Das hilft bei Darmträgheit, lindert Blähungen und macht herrlich müde.

Sonntag

Nach dem Aufstehen: Wassertreten

Füllen Sie Ihre Badewanne wadentief mit kaltem Wasser. Stapfen Sie darin vier Minuten lang auf der Stelle. Heben Sie die Füße bei jedem Tritt ganz aus dem Wasser. Ziehen Sie danach warme Wollsocken an, und bewegen Sie die Beine, bis die Füße wieder angenehm warm und gut durchblutet sind.

Vormittags: schwimmen

Schwimmen Sie gemächlich einige Runden. Das entspannt und hat eine beruhigende Wirkung auf den Organismus. Weil der Körper mehr Energie freisetzen muss, um die Körpertemperatur aufrechtzuerhalten, ist Schwimmen ein ausgezeichnetes Fettverbrennungstraining.

Nachmittags: kalter Armwickel

Regen Sie den Kreislauf und Stoffwechsel mit einem kalten Armwickel an: Umwickeln Sie den Unterarm bis zum Ellbogen für zwei Minuten mit einem feuchten Tuch. Wiederholen Sie die Prozedur an jedem Arm zwei- bis dreimal.

Vor dem Zubettgehen: Entspannungsbad

Nehmen Sie ein warmes Wannenbad mit einer Mischung aus Baldrian- und Melissenextrakt. Das beruhigt und macht angenehm müde. Durch die Wärme wird die Haut besser durchblutet, die Poren öffnen sich und die Schweißdrüsen geben vermehrt Stoffwechsel-Schlacken und Körpergifte ab.

Das beste Wochenend-Programm für jede Jahreszeit

Herbst

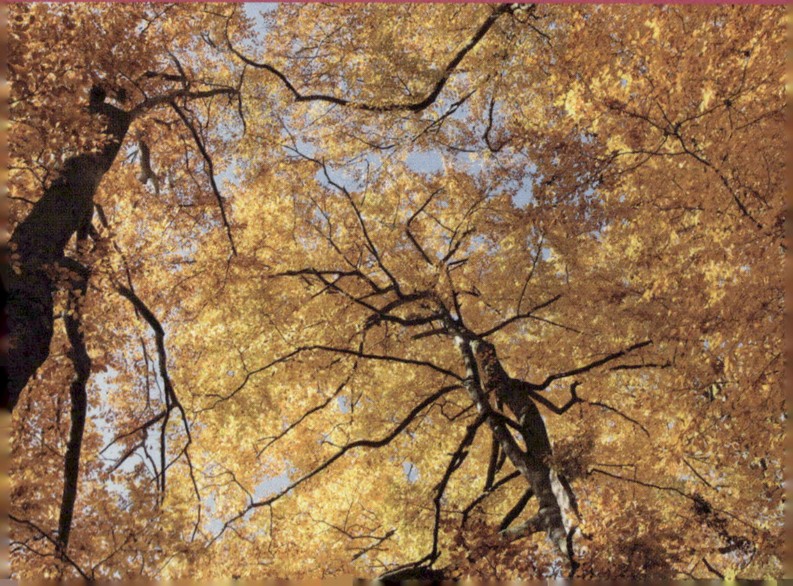

Saftfasten im Herbst

Wenn die Tage kürzer werden und der Herbst uns nasskaltes Schmuddelwetter beschert, ist es höchste Zeit, den Organismus mit gesunden Obst- und Gemüsesäften von der Verdauungs- und Stoffwechselarbeit zu entlasten – und die Körperabwehr zu mobilisieren.

Abwehrkräfte profitieren vom Saftfasten

Ideal für die herbstlichen Fastensäfte sind ausgesuchtes Obst und Gemüse, das gerade bei uns Saison hat – wie Äpfel, Möhren und Sellerie – oder das aus wärmeren Regionen in unsere Märkte kommt – wie Ananas, Orangen und Tomaten.

Diese Naturkost fördert die Verdauung, entlastet die Leber, regt die Nieren- und Blasenfunktion an und bekämpft Bakterien im Darmtrakt: Ergänzen Sie die Obst- und Gemüseauswahl für das Fastenwochenende durch Kräuter wie Petersilie, Kresse oder Schnittlauch sowie mit jahreszeitlich unabhängigen Frischpflanzensäften (beispielsweise aus Artischocke, Birkenblättern oder Löwenzahn), die ebenfalls entgiftende und entschlackende Kräfte besitzen.

Das wirkt sich nicht nur positiv auf die schlanke Linie aus. Der verbesserte Abbau von Giften und Stoffwechselabfällen kommt auch Ihrem körpereigenen Abwehrsystem zugute, das Sie gerade an kühlen und nebligen Tagen vor Erkältungen und anderen Unbilden schützen soll.

Den Stoffwechsel in Schwung halten

Natürlich sollten auch die körperlichen Aktivitäten nicht zu kurz kommen, die dazu geeignet sind, den Stoffwechsel in Schwung zu halten, sodass Schlacken und Giftstoffe schneller entsorgt werden. Bewegen Sie sich viel

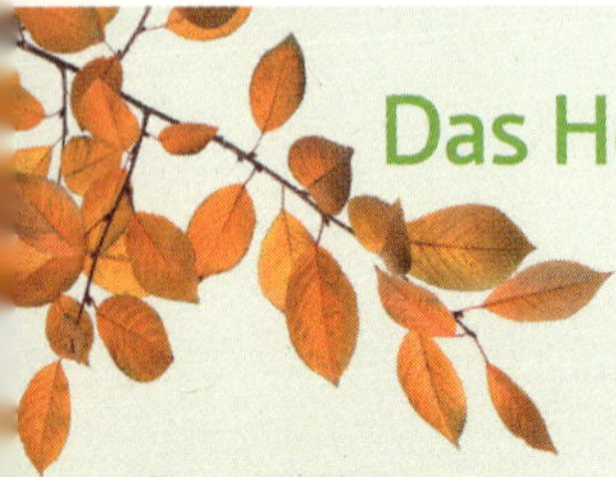

Das Herbstwochenende im Überblick

Samstag

Nach dem Aufstehen: Aromavollbad (→ Seite 104)
Am Morgen: Möhren-Apfel-Saft mit Ingwer (→ Seite 99)
Am Vormittag: Lauftraining (→ Seite 104)
Am Mittag: Fenchel-Ananas-Saft mit Zitronenmelisse (→ Seite 100)
Am Nachmittag: Atemübung (→ Seite 104)
Am Abend: Brokkoli-Blumenkohl-Saft mit Tomate & Knoblauch (→ Seite 101)
Vor dem Zubettgehen: Gesichtsdampfbad (→ Seite 104)

Sonntag

Nach dem Aufstehen: Ganzkörperwaschung (→ Seite 105)
Am Morgen: Sauerkraut-Orangen-Saft (→ Seite 103)
Am Vormittag: Gymnastik (→ Seite 105)

an der frischen Luft. Das verbraucht Energie, bremst das Hungergefühl, dient der Abhärtung und macht wieder fit. Aromatische Bäder oder Bürstenmassagen, die den Kreislauf sanft anregen, sind im Herbst besonders wohltuend.

Am Mittag: Grapefruitsaft mit Löwenzahn & Birke (→ Seite 103)
Am Nachmittag: Leibpackung (→ Seite 105)
Am Abend: Rote-Bete-Saft mit Möhre und Sellerie (→ Seite 102)
Vor dem Zubettgehen: kalter Knieguss (→ Seite 105)

INFO

ENTSPANNEN UND ANREGEN

Kalte Umschläge oder Packungen (bei denen das innere nasse Tuch mit einem trockenen Tuch abgedeckt wird, damit es dem Körper Wärme entzieht) fördern die Durchblutung und regen die Drüsentätigkeit an. Überdies wirken sie über die Haut auf innere Organe. So etwa Pfarrer Kneipps bewährter Leberwickel (→ Leberpackung, Seite 80), der feucht-warm auf den Leib gelegt wird.

Einkaufsliste für das Herbstwochenende

Greifen Sie möglichst zu Früchten und Gemüsen aus biologischem Anbau. Lagern Sie empfindliche Ware dunkel und kühl, verbrauchen Sie sie innerhalb weniger Tage. Orientieren Sie sich bei den Mengen daran, wie groß die Ausbeute Ihres Entsafters ist.

- ½ Ananas (etwa 250 g)
- 2 Äpfel (etwa 250 g)
- 20 ml fertiger Birken-Press-Saft
- ½ kleiner Kopf Blumenkohl (etwa 200 g)
- ½ kleiner Kopf Brokkoli (etwa 200 g)
- 1 Knolle Fenchel (etwa 250 g)
- 2 kleine Grapefruits (etwa 400 g)
- 1 Stück Ingwerwurzel oder ½ TL getrockneter Ingwer
- 1 Knoblauchzehe (etwa 10 g)
- 20 ml fertiger Löwenzahn-Press-Saft
- 4–5 Möhren (etwa 450 g)
- 1–2 Orangen (etwa 250 g)
- 2–3 Tropfen kalt gepresstes Rapsöl
- 2 Knollen Rote Bete (etwa 250 g)
- Sauerkraut (etwa 250 g)
- 2–3 Stangen Sellerie (etwa 150 g)
- 2 Tomaten (etwa 200 g)
- 2–3 Tropfen kalt gepresstes Weizenkeimöl
- 2 Handvoll Zitronenmelissenblätter (etwa 40 g)

Rezepte für das Herbstwochenende

Ergänzen Sie die Saftmischungen mit natürlichen »Geschmacksverstärkern«, indem Sie Ihre Lieblingskräuter oder energiesteigernde Zutaten wie Miso, Algen oder Cayennepfeffer mit in den Entsafter geben. Verwenden Sie Salz nur sparsam, es vermindert die entschlackende Wirkung vieler Gemüsesorten.

Möhren-Apfel-Saft mit Ingwer

Fertige Säfte oder Zutaten für etwa ...

125 ml Möhrensaft
125 ml Apfelsaft
Dazu:
1 TL frisch geriebener oder ½ TL getrockneter Ingwer
2–3 Tropfen kalt gepresstes Weizenkeimöl

1 Die Möhren waschen, putzen und in Stücke schneiden.

2 Die Äpfel waschen, vierteln und das Kerngehäuse entfernen.

3 Die Möhren und die Äpfel nacheinander entsaften.

4 Apfel- und Möhrensaft, Ingwer und Weizenkeimöl mischen.

Fenchel-Ananas-Saft mit Zitronenmelisse

Fertige Säfte oder Zutaten für etwa …

125 ml Fenchelsaft
125 ml Ananassaft

Dazu:
1 Handvoll Zitronenmelissenblätter

1 Den Fenchel waschen und grob zerkleinern.
2 Die Ananas schälen und in Stücke schneiden.
3 Die Blätter der Zitronenmelisse waschen.
4 Fenchel, Ananas und Melisse nacheinander entsaften und die Säfte mischen.

Tipp: Sie können anstelle von Zitronenmelisse den Saft einer halben Zitrone verwenden.

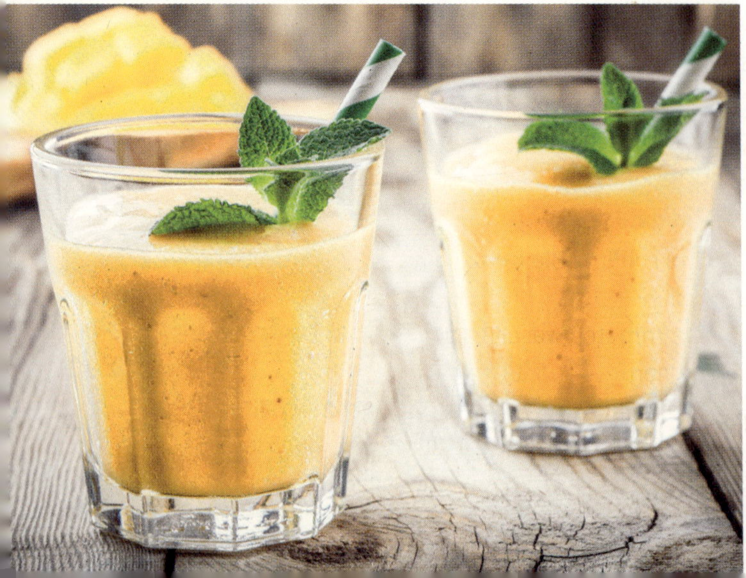

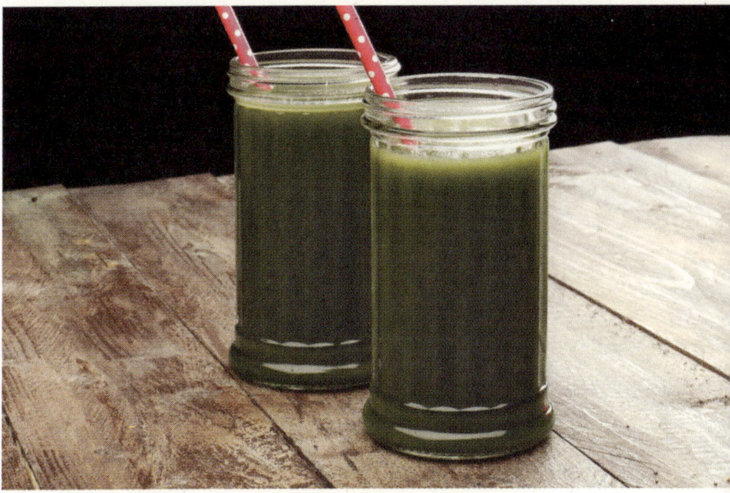

Brokkoli-Blumenkohl-Saft mit Tomaten & Knoblauch

Fertige Säfte oder Zutaten für etwa ...

100 ml Brokkolisaft
100 ml Blumenkohlsaft
100 ml Tomatensaft

Dazu:
1 Knoblauchzehe oder
1 TL Knoblauchsaft

1 Brokkoli und Blumenkohl waschen, putzen und grob zerteilen.

2 Die Tomaten waschen, zerteilen und den Stielansatz entfernen.

3 Das Gemüse zusammen mit einer geschälten Knoblauchzehe entsaften. (Oder 1 TL Knoblauchsaft aus Apotheke, Bioladen oder Reformhaus dazugeben.)

Rote-Bete-Möhren-Saft mit Sellerie

Fertige Säfte oder Zutaten für etwa ...

100 ml Rote-Bete-Saft
100 ml Möhrensaft
60 ml Selleriesaft

Dazu:
2–3 Tropfen kalt gepresstes Rapsöl

1 Rote Bete, Möhren und Stangensellerie waschen, putzen und grob zerkleinern.
2 Das Gemüse nacheinander entsaften.
3 Rote-Bete-Saft, Möhrensaft, Selleriesaft und Öl mischen.

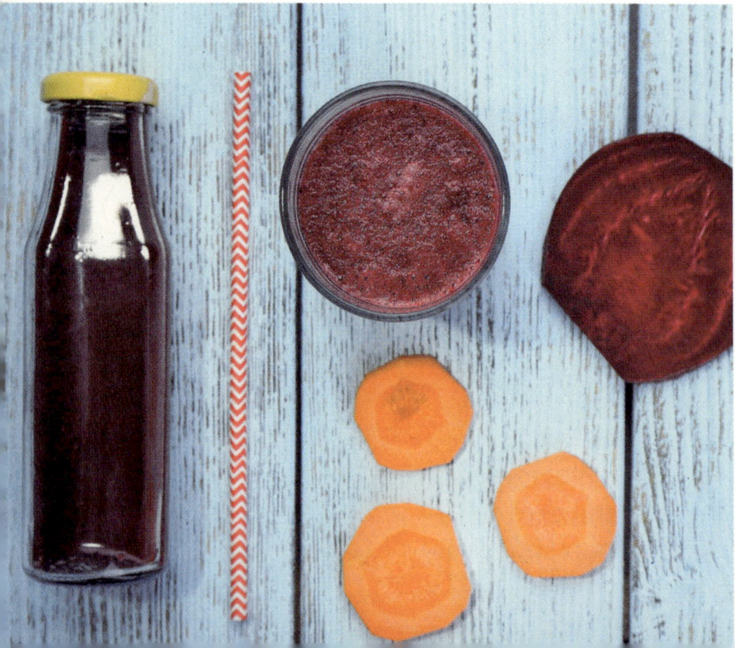

Grapefruitsaft mit Löwenzahn & Birke

Fertige Säfte oder Zutaten für etwa ...

200 ml Grapefruitsaft
20 ml Birken-Press-Saft
20 ml Löwenzahn-Press-Saft

1 Die Grapefruit schälen, zerteilen und entsaften.

2 Den Grapefruitsaft mit dem Frischpflanzen-Press-Saft aus Löwenzahn- und Birkenblättern (aus Apotheke, Bioladen oder Reformhaus) gut mischen.

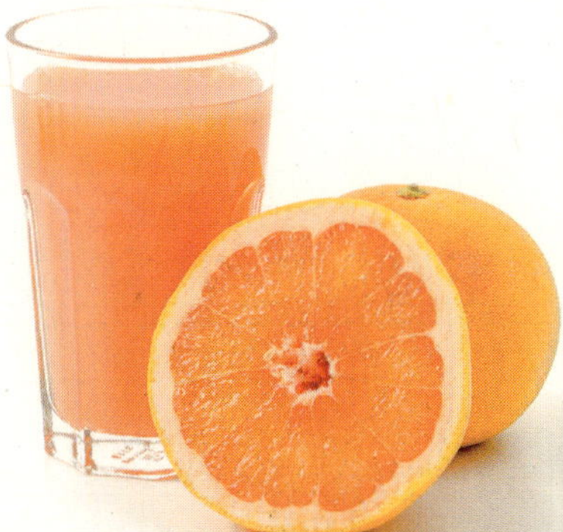

Sauerkraut-Orangen-Saft

Fertige Säfte oder Zutaten für etwa ...

125 ml Sauerkrautsaft
125 ml Orangensaft

1 Die Orange schälen und zerteilen, eventuell vorhandene Kerne entfernen.

2 Das Fruchtfleisch der Orange und das Sauerkraut nacheinander entsaften und die Säfte mischen.

Wellness am Herbstwochenende

Sollte es Ihnen im Freien zu kalt sein, dann können Sie mit bewährten Anwendungen auch zu Hause die Entgiftungsorgane sanft anregen und nachhaltig auf Trab bringen.

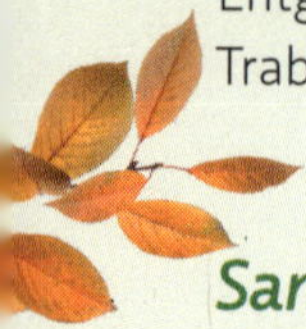

Samstag

Nach dem Aufstehen: Aromavollbad

Nehmen Sie ein heißes Vollbad mit Rosmarinextrakt. Die Inhaltsstoffe der immergrünen Pflanze wirken äußerst anregend und belebend.

Am Vormittag: Lauftraining

Verbessern Sie Ihren Sauerstoffstatus: Gehen Sie strammen Schrittes spazieren, auch wenn es draußen kalt ist. Oder stellen Sie sich fünf Minuten ans offene Fenster und treten Sie so schnell wie möglich auf der Stelle.

Am Nachmittag: Atemübung

Nehmen Sie im Sitzen die Arme nach oben, und atmen Sie tief ein. Beugen Sie den Oberkörper leicht nach vorn, und atmen Sie aus. Richten Sie sich beim Einatmen wieder auf. Wiederholen Sie die Übung fünfmal.

Vor dem Zubettgehen: Gesichtsdampfbad

Beugen Sie Ihren Kopf über eine Schüssel mit heißem Pfefferminztee, hängen Sie ein Handtuch darüber, und atmen Sie die aufsteigenden Dämpfe durch Mund und Nase tief ein. Das fördert die Durchblutung des Körpers.

Sonntag

Nach dem Aufstehen: Ganzkörperwaschung

Das bringt Sie auf Trab: Waschen Sie Ihre Beine, Arme, Oberkörper, Gesicht und Hals mit einem nasskalten Lappen zügig ab. Atmen Sie dabei tief durch, und bewegen Sie sich danach, bis Ihnen wieder warm ist.

Am Vormittag: Gymnastik

Treiben Sie fünf bis zehn Minuten Gymnastik im Freien oder am offenen Fenster. Achten Sie dabei auf gleichmäßige Bewegungen und eine rückenschonende Haltung. Das wirkt sich nicht nur positiv auf die körperliche Fitness aus, sondern steigert auch das seelische Wohlbefinden.

Am Nachmittag: Leibpackung

Legen Sie sich ein feuchtkaltes Tuch auf den nackten Leib, und decken Sie es mit einem trockenen Tuch aus Wolle oder Flanell ab. Diese »Packung« entzieht dem Körper Wärme, fördert die Durchblutung und regt die Drüsentätigkeit an.

Vor dem Zubettgehen: kalter Knieguss

Ein kalter Knieguss ist eine altbewährte Einschlafhilfe. Außerdem wirkt er blutdrucksenkend und entstauend, hilft bei Darmträgheit und Verstopfung. Führen Sie den Wasserstrahl von den Zehen des rechten Fußes an der Wade aufwärts zum Knie und zurück zum Fuß. Wiederholen Sie diese Prozedur am linken Bein. Streifen Sie das Wasser danach nur leicht ab, ziehen Sie Wollstrümpfe an, und bewegen Sie die Beine, bis sie warm werden.

Extra: Entschlackungsbäder mit heilsamen Düften

Zu einer wahren Wonne für Körper und Seele wird Ihr Entgiftungs- und Entschlackungsbad in der Wanne, wenn Sie Auszüge von Heilkräutern hinzugeben. Es gibt viele bewährte Zusätze, mit denen Sie sich an Ihrem Wellnesswochenende beruhigen, entspannen oder anregen können. Die heilsamen Zutaten können Sie leicht selbst herstellen, denn praktisch ist jede Pflanze, die als Tee zubereitet werden kann, auch als Badezusatz geeignet. Um einen Auszug aus Kräutern herzustellen, brauchen Sie etwa 200 Gramm getrocknete Kräuter. Gießen Sie kochendes Wasser darüber, und lassen Sie den »Badetee« zugedeckt fünfzehn Minuten ziehen. Schütten Sie die Zusätze erst in das Badewasser, wenn Sie selbst hineinsteigen, damit sich die ätherischen Öle nicht vorzeitig verflüchtigen.

Die aromatischen Duftmoleküle, die sich im warmen Wasser lösen, werden sehr leicht von der Haut und der Lunge aufgenommen und gelangen in den Kreislauf. Sie regen die Durchblutung und die Selbstreinigungskräfte des Körpers an. Die aromatischen Düfte wirken übrigens auch auf die seelische Verfassung, denn das Riechzentrum ist eng mit dem Teil des Gehirns verbunden, der für die Gefühle zuständig ist.

Hitliste der Badezusätze und ihre Wirkung

- Arnika – durchblutungsfördernd, schmerzlindernd
- Baldrian – beruhigend, krampflösend, blutdrucksenkend
- Eukalyptus – schleimlösend, auswurffördernd
- Fichtennadeln – anregend, entzündungswidrig
- Hafer – nervenstärkend, entzündungswidrig
- Heublumen – durchblutungsfördernd, muskelentspannend, schmerzlindernd
- Johanniskraut – beruhigend, stimmungsaufhellend, entzündungswidrig
- Kamille – nervenstärkend, entzündungswidrig, krampflösend, wundheilend
- Latschenkiefer – belebend, durchblutungsfördernd, schmerzlindernd
- Lavendel – beruhigend, nervenstärkend, krampflösend
- Rosmarin – nervenstärkend, durchblutungsfördernd
- Salbei – nervenstärkend, schweißhemmend
- Schachtelhalm – nervenstärkend, gewebekräftigend
- Senfmehl – anregend, schweißtreibend
- Thymian – kräftigend, vitalisierend, schleimlösend
- Wacholderbeeren – schweiß-und harntreibend
- Zitronenmelisse – beruhigend, nervenstärkend, stimmungsaufhellend

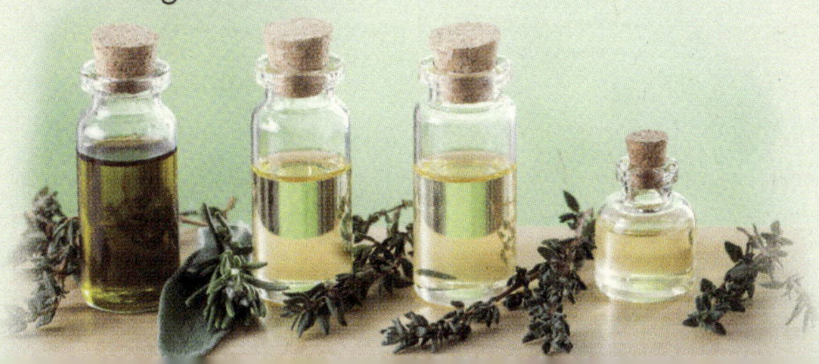

Das beste Wochenend-Programm für jede Jahreszeit

Winter

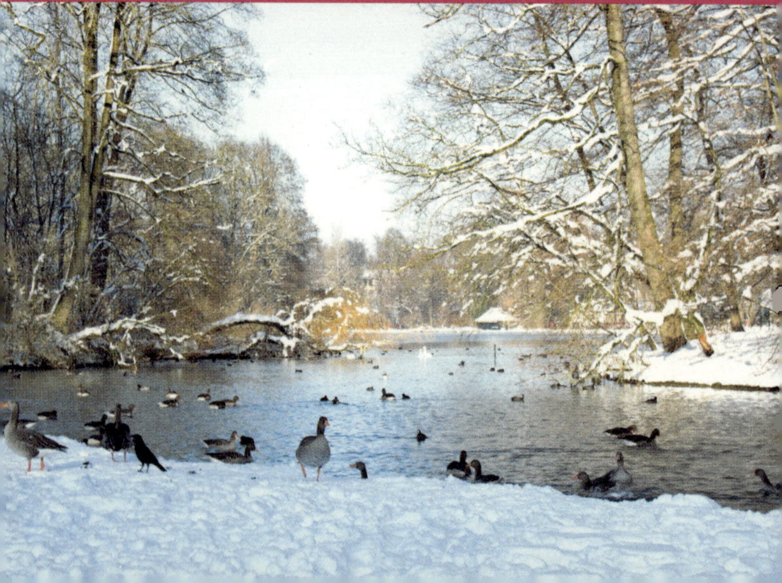

Saftfasten im Winter

Heutzutage gibt es auch im Winter genügend frisches Obst und Gemüse, um daraus abwechslungsreiche Säfte-Cocktails zu bereiten. Gute Bedingungen also, um den Körper während der beiden Entschlackungstage ganz gezielt mit wertvollen Biostoffen zu versorgen.

Fülle und Vielfalt – auch an kalten Tagen

Ananas aus Costa Rica, Orangen aus Spanien, Paprika aus der Türkei, Pflaumen aus Chile, Tomaten aus Frankreich, und, und, und. Dank des internationalen Handels müssen wir uns längst nicht mehr auf die klassischen Wintergemüse wie Kohl, Karotten oder Steckrüben beschränken, um gehaltvolle Säfte aus frischen Zutaten selbst herzustellen. Die abwechslungsreichen Gemüsedrinks verfügen über ein ausgewogenes Verhältnis von Kalium und Natrium sowie über reichlich Bitterstoffe. Sie eignen sich bestens zum Entschlacken. Auch die sämigen Mixgetränke – die »Smoothies« – sind nicht ohne, denn sie enthalten Faserstoffe aus den pürierten Früchten und Gemüsen. Stoffwechselanregende Zusätze wie Joghurt, Molke oder Brottrunk erleichtern dem Körper das Entsorgen von Altlasten und Giftstoffen.

Frische Luft und warme Bäder

Lassen Sie sich von mitunter eisigen Temperaturen nicht davon abhalten, sich im Freien zu bewegen. Die Sauerstoffzufuhr ist gerade im Winter wichtig, um den trägen Kreislauf in Schwung zu bringen und um überflüssige Stoffwechselabfälle schnell loszuwerden. Auch die Wintersonne verhilft zu guter Laune, indem sie die Ausschüttung des »Glückshormons« Serotonin anregt.

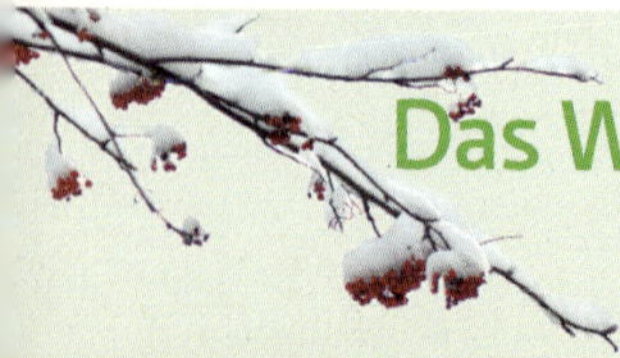

Das Winterwochenende im Überblick

Samstag

Nach dem Aufstehen: rekeln und strecken (→ Seite 118)

Am Morgen: Ananas-Trauben-Smoothie mit Joghurt & Sanddorn (→ Seite 113)

Am Vormittag: Stubenlauf (→ Seite 118)

Am Mittag: Weißkohl-Apfel-Smoothie mit Sellerie & Paprika (→ Seite 114)

Am Nachmittag: relaxen (→ Seite 118)

Am Abend: Birnen-Pflaumen-Smoothie mit Sojamilch & Artischocke (→ Seite 115)

Vor dem Zubettgehen: heißes Fußbad (→ Seite 118)

Sonntag

Nach dem Aufstehen: Bürstenmassage (→ Seite 119)

Am Morgen: Tomaten-Smoothie mit Brottrunk und Ingwer (→ Seite 115)

Ein angenehmer Programmpunkt: wärmende Bäder mit einem Zusatz von Algen oder Meersalz. Der hohe Anteil an Mineralien und Spurenelementen kurbelt die Zellerneuerung an und fördert die Ausleitung von Säuren und Schlacken aus dem Bindegewebe.

Am Vormittag: Gymnastik (→ Seite 119)
Am Mittag: Topinambursaft mit Rettich und Kresse (→ Seite 116)
Am Nachmittag: Bauchmassage (→ Seite 119)
Am Abend: Möhren-Orangen-Smoothie mit Mandelmilch und Hafer (→ Seite 117)
Vor dem Zubettgehen: heißes Basen-Bad (→ Seite 119)

INFO

BROTTRUNK REGT DEN STOFFWECHSEL AN

Brottrunk ist eine altbewährte Verdauungshilfe. Das über mehrere Monate vergorene Getränk enthält zahlreiche Mineralstoffe, Ballaststoffe, Vitamine und Enzyme. Die darin vorkommende aktive Milchsäure wirkt äußerst mobilisierend auf die Darmflora.

Einkaufsliste für das Winterwochenende

Falls Sie keine marktfrische Ware bekommen, greifen Sie zu tiefgekühlter. Die Qualität von nährstoffschonend eingefrorenem Obst und Gemüse ist ganz passabel. Praktisch ist es, »Zimmerkräuter« selbst zu ziehen, die auch auf der Fensterbank gedeihen, wie Dill, Kerbel, Kresse, Petersilie und Schnittlauch.

- ½ Ananas (etwa 200 g)
- 1 Apfel (etwa 150 g)
- 20 ml fertiger Artischocken-Press-Saft
- 1 Birne (etwa 150 g)
- 100 ml Brottrunk
- 2 EL Haferflocken
- 1 Stück Ingwerwurzel oder ½ TL getrockneter Ingwer
- 1 Handvoll Kräuter (Petersilie, Dill, Schnittlauch)
- 2–3 Kästchen Kresse (etwa 100 g)
- 100 ml Mandelmilch
- 100 ml Mineralwasser
- 2–3 Möhren (etwa 250 g)
- 125 g Naturjoghurt
- 1 Orange (etwa 150 g)
- ½ rote Paprikaschote (etwa 100 g)
- 100 g Pflaumen
- 1 Stück Rettich (etwa 100 g)
- 3 EL Sanddorndicksaft
- 1 Stange Sellerie (etwa 50 g)
- 100 ml Sojamilch
- 3 Tomaten (etwa 300 g)
- 2–3 Knollen Topinambur (etwa 400 g)
- 100 g kernlose Weintrauben
- 100 g Weißkohl
- ½ Zitrone

Rezepte für das Winterwochenende

Sie können die Säftecocktails untereinander tauschen, neue kreieren oder ihnen die Würze verleihen, die Ihrem Geschmack näher kommt. Mit den Gemüsesäften harmonieren alle Gewürze, die auch sonst zu Gemüsezubereitungen passen: Chili, Knoblauch, Kümmel, Kräutersalz, Muskatnuss, Paprika, Pfeffer ...

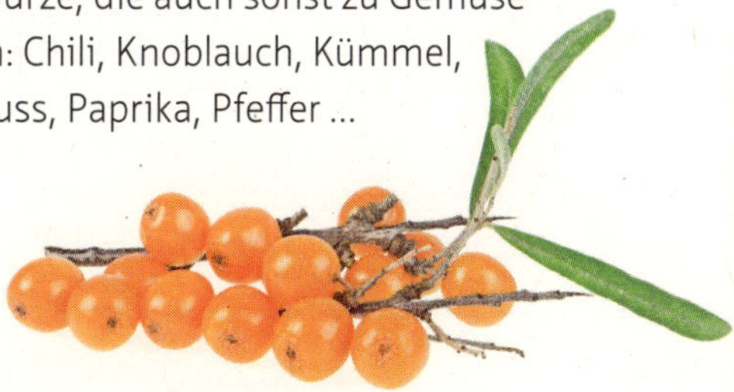

Ananas-Trauben-Smoothie mit Joghurt & Sanddorn

½ Ananas
100 g kernlose Weintrauben
125 g Naturjoghurt
3 EL Sanddorndicksaft

1 Die halbe Ananas schälen und in Stücke schneiden.
2 Die Trauben waschen und von den Stielen zupfen.
3 Ananas, Trauben, Joghurt und Sanddornsaft mischen und fein pürieren.

Info: Die wilden Beeren des Sanddornstrauches zählen zu den Vitamin-C-haltigsten Früchten überhaupt. Zwei Esslöffel Sanddornsaft decken bereits bei einem Erwachsenen den Tagesbedarf an Vitamin C.

Weißkohl-Apfel-Smoothie mit Sellerie & Paprika

100 g Weißkohl
1 Stange Sellerie
1 Apfel
½ grüne Paprikaschote
100 ml Mineralwasser

1 Den Weißkohl und die Selleriestange waschen, putzen und in Stücke schneiden.

2 Den Apfel waschen, vierteln und das Kerngehäuse entfernen.

3 Die halbe Paprika waschen, in Stücke schneiden und die Kerne entfernen.

4 Weißkohl, Apfel, Sellerie und Paprika mischen und fein pürieren.

5 Den Smoothie mit Mineralwasser bis zur gewünschten Konsistenz auffüllen.

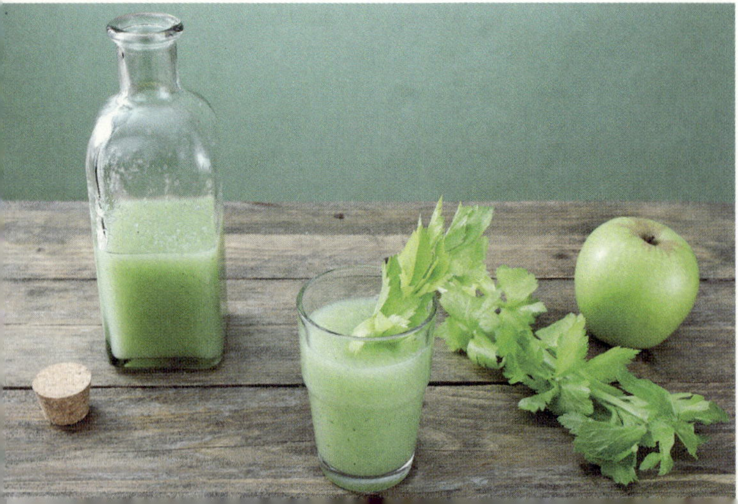

Birnen-Pflaumen-Smoothie mit Sojamilch & Artischocke

1 Birne
100 g Pflaumen
100 ml Sojamilch
20 ml Artischocken-Press-Saft

1 Die Birne waschen, vierteln und das Kerngehäuse entfernen.

2 Die Pflaumen waschen und entsteinen.

3 Birnen, Pflaumen, Sojamilch und Artischockensaft mischen und fein pürieren.

Tomaten-Smoothie mit Brottrunk & Ingwer

3 Tomaten
½ Zitrone
1 Handvoll gemischte Kräuter (Petersilie, Dill, Kerbel, Schnittlauch)
100 ml Brottrunk
1 TL frisch geriebener oder ½ TL getrockneter Ingwer

1 Die Tomaten waschen, den Stielansatz entfernen und das Fruchtfleisch in Stücke schneiden.

2 Aus der halben Zitrone das Fruchtfleisch herausschneiden und die Kerne entfernen.

3 Die Kräuter waschen.

4 Tomaten, Zitrone, Kräuter, Brottrunk und Ingwer mischen und fein pürieren.

Topinambursaft mit Rettich und Kresse

Fertige Säfte oder Zutaten für etwa ...

200 ml Topinambursaft
50 ml Rettichsaft
50 ml Kressesaft

1 Den Topinambur und den Rettich waschen, putzen und in Stücke schneiden.

2 Die Kresseblättchen mit einer Küchenschere abschneiden.

3 Topinambur, Rettich und Kresse nacheinander entsaften und die Säfte mischen.

Tipp: Anstelle von Rettich können gewaschene Radieschen (in gleicher Menge) dem Getränk etwas Farbe geben.

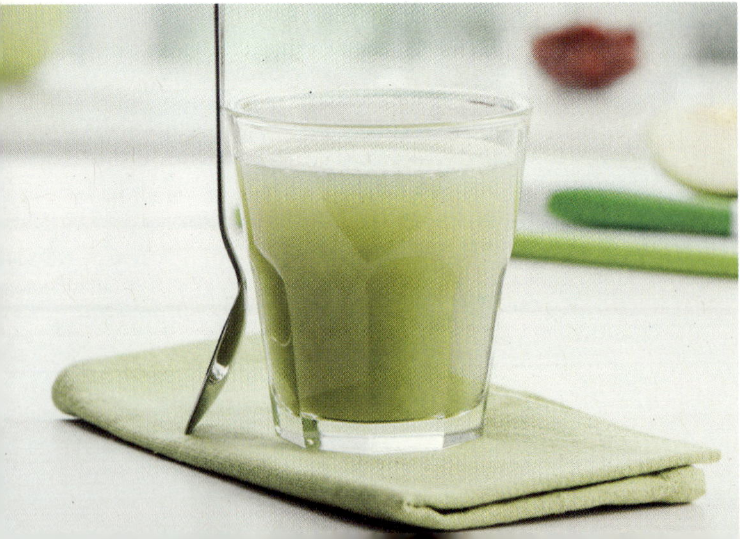

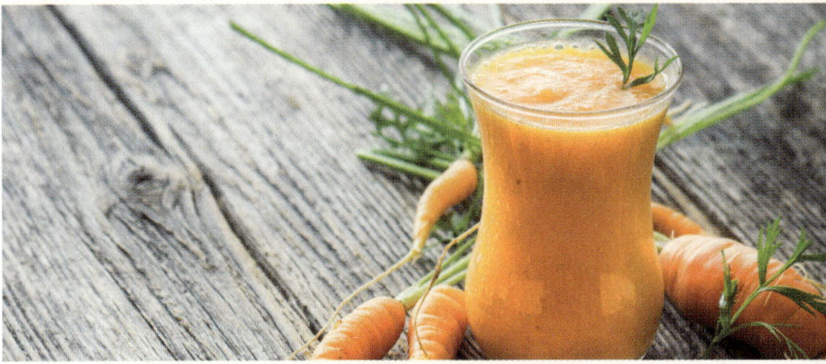

Möhren-Orangen-Smoothie mit Mandelmilch und Hafer

2–3 Möhren
1 Orange
100 ml Mandelmilch
2 EL Haferflocken

1 Die Möhren waschen, putzen und in Stücke schneiden.

2 Die Orange schälen und zerteilen. Eventuell vorhandene Kerne entfernen.

3 Möhren, Orange, Mandelmilch und Haferflocken mischen und fein pürieren.

TIPP

Die meisten Fastensäfte können Sie leicht erhitzen. Wichtig ist, die warmen ebenso wie die kalten Säfte langsam, in kleinen Schlucken zu trinken. Behalten Sie die Flüssigkeit einen Moment im Mund, um die Verdauungsenzyme im Speichel zu aktivieren.

Wellness am Winterwochenende

Sollte es Ihnen im Freien zu kalt sein, dann können Sie mit bewährten Anwendungen auch zu Hause die Entgiftungsorgane sanft anregen und nachhaltig auf Trab bringen.

Samstag

Nach dem Aufstehen: rekeln und strecken

Strecken Sie alle viere von sich, und rekeln Sie sich ausgiebig. Dieses einfache »Stretching« vertreibt nicht nur die Müdigkeit, es ist gut gegen Verspannungen und regt die Verdauung an.

Am Vormittag: Stubenlauf

Stellen Sie sich aufrecht hin. Laufen Sie nun auf der Stelle. Heben Sie die Knie dabei so hoch wie möglich. Die Arme schwingen mit. Legen Sie auch mal kurze Sprints ein. Machen Sie die Übung, bis Sie ins Schnaufen kommen.

Nachmittags: relaxen

Setzen oder legen Sie sich bequem hin. Konzentrieren Sie sich einige Minuten ganz auf Ihre Atemzüge. Allein das bewusste Steuern der Atmung kann zur inneren Ruhe beitragen und Anspannungen lösen.

Vor dem Zubettgehen: heißes Fußbad

Gut fürs Immunsystem und einen gesunden Schlaf: Tauchen Sie eine halbe Stunde lang die Füße bis zur Wade in heißes Wasser, und bewegen Sie die Zehen. Danach die Füße kurz mit kaltem Wasser begießen und abtrocknen.

Sonntag

Nach dem Aufstehen: Bürstenmassage

Beginnen Sie die durchblutungsfördernde Massage an den Füßen, und bürsten Sie mit kräftigen, lang gezogenen Bürstenstrichen zum Herzen hin. Im Bereich von Bauch, Brust und Rücken lassen Sie die Bürste im Uhrzeigersinn kreisen.

Am Vormittag: Gymnastik

Eine einfache Bewegungsübung ist das »Trockenschwimmen«: Legen Sie sich auf den Bauch, heben Sie die Arme und Beine leicht an. Machen Sie mit den Armen Brustschwimm-Bewegungen. Zählen Sie dabei langsam bis zwanzig.

Am Nachmittag: Bauchmassage

Legen Sie sich auf den Rücken. Kreisen Sie etwa zehn Minuten im Uhrzeigersinn mit den Händen mal sanft, mal kräftiger um den Bauchnabel. Das verstärkt die Durchblutung im Bauchraum und verbessert die Nährstoff- und Sauerstoffversorgung der dort ansässigen Organe.

Vor dem Zubettgehen: heißes Basen-Bad

Ein Klassiker der Einschlafhilfen im Winter: ein Vollbad (oder Duschbad), bei dem das Wasser so heiß wie möglich ist. Den Temperaturwechsel zwischen heißem Wasser und der vergleichsweise kühlen Luft quittiert der Organismus mit einer Entspannungsreaktion, die auf das Einschlafen vorbereitet. Ergänzen Sie Ihr Vollbad mit basischen Zugaben, um über die Haut zu entgiften und zu entschlacken.

Häufig gestellte Fragen

Ich möchte noch einige Saftfastentage dranhängen, geht das so ohne Weiteres?

Nein, denn eine längere Saftfastenkur braucht eine gründlichere Vorbereitung. Die Nahrungsmenge müsste schon vor der eigentlichen Fastenzeit verringert und der Darm gründlich gereinigt werden. Nach den Fastentagen wäre ein schonender Kostaufbau nötig. Andernfalls würde der gesamte Stoffwechsel zu sehr strapaziert. Wenn Sie vorhaben, mit Säften ein klassisches Fastenprogramm auf eigene Faust zu bestreiten, dann sollten Sie das unbedingt vorher mit Ihrem Arzt abstimmen.

Entgiften und Detox: Was hat das eine mit dem anderen zu tun?

Es ist genau genommen dasselbe. Der Begriff »Detox«, nach dem englischen »Detoxification« (= Entgiftung, Entziehung) steht populärwissenschaftlich für alles, was mit dem Entgiften des Organismus zu tun hat. Das reicht von einfachen Maßnahmen wie gesünderem Essen über Entlastungstage bis hin zur gezielten körperlichen Betätigung. In jüngster Zeit wird »Detox« häufig gebraucht, um Produkte wie Tees, Duschgels, Shampoos und Nahrungsergänzungsmittel zu vermarkten, die den Körper (angeblich) beim Entgiften unterstützen.

Mein Arzt sagt, es gibt im Körper keine Schlacken. Hat er recht?

Ja und nein. In der naturwissenschaftlichen Medizin verwendet man gern alltägliche Begriffe, um biologische Phänomene anschaulich zu erklären. Da ist von Entzündung die Rede – wer hat je den Zündfunken gesehen? Da werden Fette verbrannt, der Stoffwechsel wird angekurbelt oder der Darm durchgefegt. Mit dem Wort »Schlacke« ist es ähnlich. Gemeint sind die Zwischenprodukte und Endprodukte, die beim ständigen Abbau und Umbau in unserem Körper anfallen. Manche von ihnen sind »giftig« – fachsprachlich zytotoxisch, hepatotoxisch, hämatotoxisch, immunotoxisch, neurotoxisch, mutagen, damit karzinogen bzw. kokarzinogen. (Alles klar?) Andere können in hoher Konzentration nicht weitergeschleust und tatsächlich nicht abgebaut werden und so Organ- und Zellsysteme empfindlich schädigen.

Auf manche Säfte reagiert mein Körper mit Bauchkrämpfen, Blähungen und Übelkeit. Was kann der Grund sein?

Das könnte daran liegen, dass Sie den darin enthaltenen Fruchtzucker (Fruktose) nicht vertragen.
Wenn dem Körper das Transporteiweiß für Fruktose fehlt oder es nicht aktiv ist, kann er den Fruchtzucker nicht im Dünndarm verarbeiten. Stattdessen müssen die Bakterien in tieferen Darmabschnitten aktiv werden

und den Zucker chemisch zerlegen. Dabei entstehen die Gase Wasserstoff, Kohlendioxid und Methan, die solche Beschwerden hervorrufen. Der Arzt kann mit einem Atemtest (Wasserstoff-Atemgas-Analyse) herausfinden, ob es sich um eine Unverträglichkeit handelt.

Bei mir wurde eine Fruktose-Intoleranz diagnostiziert. Kann ich trotzdem mit Obst- und Gemüsesäften fasten?

Das hängt davon ab, wie ausgeprägt die Fruchtzucker-Unverträglichkeit ist. Manche Betroffene kommen nicht umhin, bestimmte Obst- und Gemüsesäfte ganz zu streichen, andere wählen die Sorten aus, von denen bekannt ist, dass sie besser vertragen werden (wie Chicorée, Spinat, Spargel, Blumenkohl, Radieschen, Gurken, Avocados). Mitunter reicht es schon, die Säfte stark mit Wasser verdünnt zu trinken.

Gibt es spezielle Entschlackungstees, mit denen ich das Saftfasten ergänzen kann?

Ja, die gibt es. Praktisch sind fertige Mischungen aus zwei oder mehreren Teesorten. Löwenzahn, Mariendistel und Pfefferminze oder Ringelblume, Tausendgüldenkraut und Teufelskrallenwurzel wirken beispielsweise auf Leber und Galle. Birkenblätter, Brennnessel und Goldrutenkraut regen Nieren und Blase an, ebenso Bärentraubenblätter, Bohnenschalen und Schachtelhalmkraut.

Wie viel soll man denn überhaupt trinken?

Damit alle Stoffwechselfunktionen und die Fettverbrennung optimal funktionieren können, sollten Sie täglich mindestens 0,2 Liter Flüssigkeit pro zehn Kilogramm Körpergewicht zuführen. Pauschale Vorgaben (»Trinken Sie täglich drei Liter!«) sind problematisch, da große und kleine, dicke und dünne Menschen unterschiedliche Mengen an Flüssigkeit brauchen.

Was ist eigentlich der Unterschied zwischen Obst und Gemüse?

Die eingängige Erklärung ist: Obst sind Früchte mehrjähriger Pflanzen, Gemüse sind beliebige essbare Pflanzenteile einjähriger Pflanzen. Botanisch gesehen entsteht Obst aus der befruchteten Blüte, Gemüse aus anderen Pflanzenteilen. Doch ganz so einfach macht es uns die Natur nicht. Die Übergänge sind fließend. Die Wassermelone gilt beispielsweise gemeinhin als Obst, der Kürbis als Gemüse – obwohl beide der gleichen Pflanzenfamilie angehören. Auch unreife Erbsen und Bohnen sowie Pilze, Algen und Meertang zählen zu den Gemüsen.

Meine Mixtur schmeckt nicht, was kann ich tun?

Wenn die Saftmischung mal zu scharf ausgefallen sein sollte, zu bitter oder zu fade schmeckt: kein Problem. Verlängern Sie Ihren Drink mit Möhren- oder Rote-Bete-Saft, bis er Ihnen mundet.

Wie sieht denn die ideale Mischung bei den Entschlackungs-Smoothies aus?

Darüber zerbrechen sich die »Smoothie-Experten« noch den Kopf. Offenbar ist die Herstellung der cremigen Säfte eine Wissenschaft für sich. Manche schwören darauf, dass doppelt so viel Früchte wie Pflanzengrün in den Mixer muss. Andere verwenden nur dunkelgrünes Blattgemüse und recht wenig süße Früchte. Es gibt Smoothie-Erfahrene, die sehen das Verhältnis von 1:1 als das einzig Richtige an. Einige streichen rigoros Fette, Öle oder Nüsse aus dem Rezept und verbannen alles, »was unter der Erde wächst«, dazu gehören so beliebte Wurzel- und Knollengemüse wie Karotten, Pastinaken, Rüben oder Rote Bete. Ob Rosenkohl oder Stiele von Gemüsen wie Brokkoli oder Mangold smoothietauglich sind, auch dazu gibt es unterschiedliche Ansichten – und Erfahrungen.
Deshalb also: Probieren Sie einfach aus, welche Ihrer Kreationen Sie beim Entschlacken und Entgiften am besten unterstützen – und für Sie am bekömmlichsten sind. Manchmal schmecken Säfte verblüffend gut, die als Smoothie überhaupt nicht behagen.

Soll man die weiße Innenhaut an den Zitrusfrüchten entfernen?

Das ist eher Geschmackssache: Die weiße Haut, die sich nach dem Schälen auf den Früchten befindet, sollte man möglichst nicht komplett abziehen. Sie enthält wichtige sekundäre Pflanzenstoffe und Ballaststoffe, die unter anderem verdauungsfördernd wirken. Wer seinen Saft oder Smoothie allerdings nicht so bitter mag, sollte die Innenhaut besser gründlich entfernen.

Warum ist Saft aus rohen Kartoffeln mit Vorsicht zu genießen?

Aus einem einfachen Grund: Rohe Kartoffeln enthalten in grünen und keimenden Stellen einen giftigen Stoff (Solanin). Obwohl Kartoffeln, allein schon wegen ihres hohen Anteils an Kalium, wichtige Entschlackungshelfer sind und auch das gestörte Säure-Basen-Gleichgewicht wieder ins Lot bringen, sollte nur wenig frisch gepresster Saft getrunken werden. Fertiger Kartoffel-Press-Saft (aus dem Reformhaus oder Bioladen) ist unbedenklich, denn er wurde kurzzeitig erhitzt.

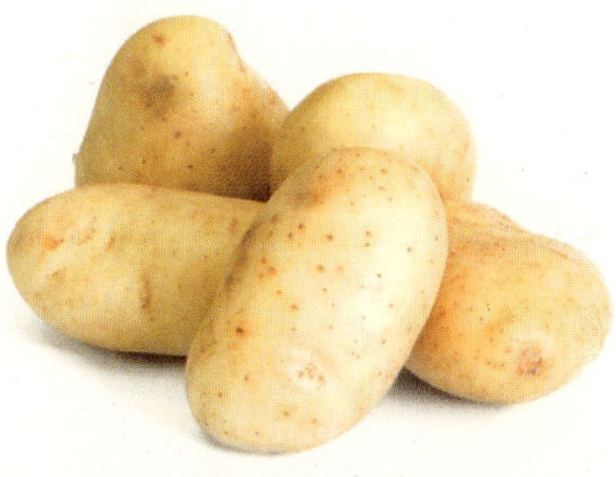

Register

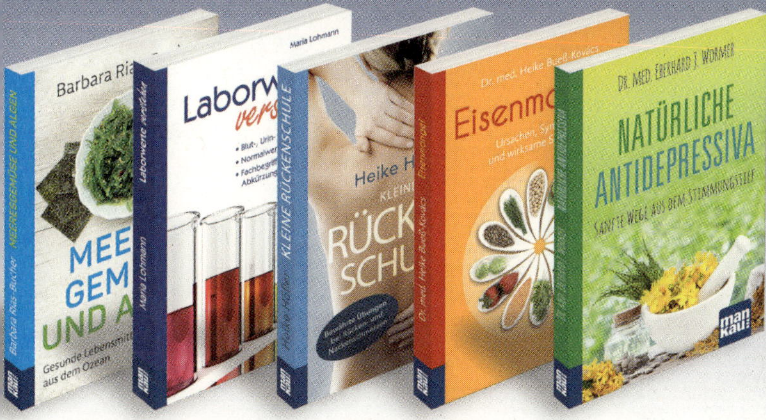
Barbara Ria
Laborw
Maria Lohmann
Heike H
RÜCK
SCHU
Eisenm
Dr. med. Heike Bueß-Kovács
DR. MED. EBERHARD J. WORMER
NATÜRLICHE ANTIDEPRESSIVA
SANFTE WEGE AUS DEM STIMMUNGSTIEF
man kau